中医妇科病治疗心法

贝新法 著

人民卫生出版社

图书在版编目（CIP）数据

中医妇科病治疗心法 / 贝新法著. —北京：人民卫生出版社，2016

ISBN 978-7-117-23655-3

Ⅰ. ①中… Ⅱ. ①贝… Ⅲ. ①中医妇科学 - 中医临床 - 经验 - 中国 - 现代 Ⅳ. ①R271. 1

中国版本图书馆 CIP 数据核字（2016）第 262294 号

中医妇科病治疗心法

著　　者：贝新法
出版发行：人民卫生出版社（中继线 010-59780011）
地　　址：北京市朝阳区潘家园南里 19 号
邮　　编：100021
E - mail：pmph @ pmph.com
购书热线：010-59787592　010-59787584　010-65264830
印　　刷：三河市博文印刷有限公司
经　　销：新华书店
开　　本：710 × 1000　1/16　**印张**：7　**插页**：2
字　　数：122 千字
版　　次：2016 年 12 月第 1 版　2018 年 7 月第 1 版第 3 次印刷
标准书号：ISBN 978-7-117-23655-3/R · 23656
定　　价：30.00 元

作者简介

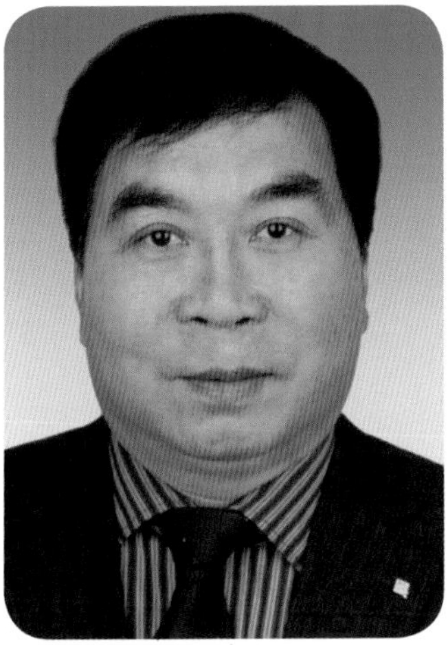

贝新法，主任医师、研究员，义乌新法风湿病医院院长，金华市新法风湿病研究所所长，金华市中西医结合风湿类疾病专业委员会主任委员，浙江中医风湿类疾病专业委员会副主任委员，中国中西医结合学会风湿类疾病专业委员会常委，中国中西医结合抗风湿病联盟副主席。2005年被中国中医药管理局评为“全国基层优秀名中医”，2005年被评为“义乌市首届名中医”，2010年被评为“金华市第五届名中医”。

1959年5月出生于义乌市上溪贝家村。自1973年起任贝家村赤脚医生。自任赤脚医生时起就开始应用中草药治疗风湿病，在贝家村创建百草园，采民间草药以解决当时农村的缺医少药问题。1975年入金华卫校，1977年毕业。经过40年的实践，贝新法积累了丰富的风湿病和疑难病症治疗经验，诊治风湿病患者75万人次。

1990年，经多年刻苦研究的“新法风湿5号”方剂经专家鉴定为处于国内领先水平，获金华市科技进步二等奖，还获得省、市、地区科技进步奖共10项。多年来共发表论文30多篇，其中有10多篇分别获省、市自然科学优秀论文一、二、三等奖。自1992年开始，贝新法把多年来的临床经验编著为《风湿四病的中西医治疗》，已由天津科技翻译出版社出版，发行10余万册。

贝新法于1996年荣获“中国第二届百名青年科技创业奖”（团中央、中国青联、青科协联合评选）；1998年荣获“浙江省第三届十大青年科技金奖”（省团委、省青联、省科委、省科协联合评选）；首届金华市十大杰出青年（市团委、青联、金华日报、广播电台、金华电视台联合评选）；连续四次被市政府评为“有突出贡献奖”及“中青年科技拔尖人才”；2006年被中国农工民主党中央评为“突出贡献奖”获得者及“先进工作者”；当选为浙江省八届人大代表，二届、五届、六届金华市人大代表，七至九届义乌市人大代表，九届、十一届市政协委员，四届义乌市科协副主席等职务。

2014年贝新法在金华成立了民间中草药协会，共有会员120人，创办中草药学习班，对金华市民间中草药的普及应用作出了贡献。

序

中医妇科学是以中医学的基础理论为指导，认识和研究与妇女经、带、胎、产有关的解剖、生理、病理特点、诊断、辨证规律和防治的一门临床学科。中西医结合妇科学的研究始于20世纪60年代，主要表现为借鉴西医对妇产科疾病的诊断、疗效标准，对中医妇科病证进行研究。

贝新法主任医师持“自强不息”的精神，勤于实践、勤于思索、勤于总结且善于博采众家之长，将毕生精力致力于风湿病的诊治、研究，撰写有《风湿四病中西治疗》《有毒中草药中毒救治》《中医杂病治疗心法》《风湿病中医治疗心法》等由天津科技翻译出版社、人民卫生出版社出版，深受广大患者的青睐。同时潜心妇科病的诊治，以其心得辑成《中医妇科病治疗心法》一书，书中记载的病案真实可查，文句通俗易懂，临床指导价值比较高。

贝新法同志数十年如一日，素来学习认真，刻苦求实。我是他的同行，很赞赏他对风湿病的探索，有特色、有创新。对于妇科也很有心得，患者接踵而至，即是对他疗效的认可。

此次又将其验案撰写成《中医妇科病治疗心法》以飨同仁，真是难能可贵，余在该书付梓面世之际，甚感欣慰，乐为之序。

国家级名老中医

胡　斌

浙江金华市中医医院

2015年11月

前　言

在临床中我接触的妇科疾病很多，一直想编写一本中医治疗妇科病方面的书，目前有些书是按照妇产科学的50多病种来写的，如果这些病都写出来，对我来说是非常困难的，因为有些病例难以搜集。我只能把这些年总结的30余种病按照实际情况，真实完整地写出来，供大家参考。

中医治疗妇科病，通过概说和医案的形式反映出来。每个医案原都有通迅地址、邮政编码、电话号码，为了保护病人的隐私，在本次修改中都删除。还有一些病例虽然很多，但为了节约篇幅，把它压缩到二例左右。该书也许若干年后价值会越来越高，阅读的医生和病人越来越多，就像我以前编写的《风湿病诊治与单验方》《风湿四病的中西医治疗》等书一样，已有18次以上的印刷。

书中每个病种一般有两个医案，将主诉、病史、检查、化验、脉象、舌象、治疗前、治疗后、诊断、辨证、治法、方剂融合在一起。《中医妇科病治疗心法》经过多年努力终于完成，在此感谢金华中医院胡斌先生为本书作序，感谢在书写过程中江凤鸣、贝芹、贝涛、贝余仙和医院的其他同志对我的支持。有不当之处，请读者批评指正。

贝新法

2016年5月

目　录

第一章　月　经　病

月经病是指月经周期、经期、经量的异常或伴经色、经质的异常。伴随月经周期出现的症状为特征的疾病，有月经先期、月经后期、月经先后不定期、月经过多，月经过少、月经延长、经间期出血、崩漏、痛经、闭经、经行眩晕、经行泄泻、经行浮肿、经行风疹块、经行乳房胀痛、经行头痛、经行情志异常、经断前后诸证等。

月经病是妇科最常见的疾病，月经的异常往往是机体患病的反映。月经病的病因病机，或七情所伤，或外感六淫，或先天肾气不足，或多产房劳，或劳倦过度，使脏气受损，肝脾肾功能受损，气血失调，致冲任二脉损伤，发为月经病。月经的期和量的异常变化，月经后期、闭经等应与生理性停经（如妊娠）相鉴别；经期延长、月经过多、崩漏等与胎、产、杂病等下血证相鉴别。月经病的辨证，着重月经的期、量、色、质、气味及伴随月经而出现的其他症状，结合形、气、色、脉来诊别。临床上月经异常虽有期和量的不同变化，但两者又常可并见，如月经先期常伴经量过多，月经后期常伴经量过少，也有先期量少或后期量多者。虚、实、寒、热均可导致月经病。

调经之法，应遵循《内经》“谨守病机”及“谨察阴阳所在而调之，以平为期”的宗旨。调经的具体原则，有调理气血、补肾、扶脾、疏肝之不同。调理气血，首辨在气在血。病在气者，当以治气为主，佐以养血活血；病在血者，则以治血为主，佐以补气行气。“经水出诸肾”，故调经之本在肾。补肾以填补精血为主，并佐以助阳之品，即“滋水更当养火”之意，使肾中阴平阳秘，精血俱旺，则月经自调。扶脾在于益血之源，以健脾升阳为主，不宜过用辛燥或甘润之品，以免耗伤脾阴或困阻脾阳。疏肝以条达肝气为主，意在调其疏泄之功，但不宜过用辛香燥烈之品，以免劫津伤阴，耗损肝血。

调经应以补肾扶脾为主，如《景岳全书·妇人规》中说：“故调经之要，贵在补脾胃以资血之源，养肾气为安血之室，知斯二者，则尽善矣”。此外，调经又当分清先病后病：经不调而后生诸病者，当先调经；因他病而后致经不调者，当先治他病。同时还要注意“急则治其标，缓则治其本”，以及适当照顾平时与经期,不同时间和不同年龄等,这些调经的方法都应在治疗过程体现。

有些医生在临床上总结了一些经验,也写了些论文或专著,这些都是比较有实践水平的,为病人的健康做了一些努力。也有些人在实际工作中经验比较丰富,病人比较信任,但没有系统总结或者发表文章等。也有些民间医生,自己学到了一个方子,就像传家宝一样一代传一代,但遗憾的是讲不出什么道理,需要进一步研究。总而言之,我们好好地去整理和总结月经病的治疗,今后发展起来是会有前途的。

第一节 月经先期

一、概述

月经周期提前七天以上,甚至十余日一行者称为“月经先期”,亦称“经期超前”“经行先期”,或“经早”。如仅提前三五天,且无其他明显症状者,属正常范围。或偶然超前一次者,亦不作月经先期病论。《景岳全书·妇人规》说:“所谓经早者,当以每月大概论……勿以素多不调,而偶见先期为早。”

医籍中凡、月经先期、月经后期、月经先后无定期、经期延长、月经过多、月经过少等,同属于月经不调的范畴。如宋代的《圣济总录·妇人月水不调》云:“月水不调者,经血或多或少,或清或浊,或先期而来,或后期而至是也。”明代万全在《妇人秘科》中分别将“不及期而经先行者”“过期而经后行者”“一月而经再行者”“数月而经一行者”“经闭不行者”,逐一辨证施治,为月经先期作为一个病证开创了先例。

月经病的治疗有补有泻,或养或清。如虚而夹火,则重在补虚,以养营安血为主。或脉证无火,而经来先期者,则应视病位所在,或补中气,或固命门,或心脾同治,或脾肾双补,切勿妄用寒凉,致犯虚虚之戒。

二、诊断

以周期提前七天以上,并非偶然一次者作为诊断依据。如提前到十余天,便有阴道出血者,应注意与经间期出血鉴别。月经先期的量、色、质和持续时间一般与正常月经基本相同,而经间期出血常发生在月经周期的12~16天(不一定每次月经中间均出血),持续1~2小时至2~3天,血量一般较少。共分四种,分别为气虚、血热、肝郁血热、虚热。

三、医案

医案1:疏肝理气方加减治月经先期

方某某,女,14岁,台州椒江人,2012年3月4日初诊。

【主诉】月经先期及月经量多4月余,行经时腹痛。

病史:平素参加体育锻炼和劳动时自感吃力。12岁月经初潮。周期不准,半年后月经先期而至,每次提前10多天,量多色红,有少量血块。虽经治疗,近4个月仍出现月经先期及月经量多,每月均提前十余天。无遗传病史。

【检查】五官端正,发育良好,胖瘦适中,身高153cm,两肺呼吸音粗,心律齐,无杂音,腹部平软,肝脾触诊正常,舌尖淡红,脉弦滑。辅助检查:血沉13mm/h,类风湿因子阳性,其余指标均正常。

【治疗】证属:阴虚血热,冲任不固。治宜:养阴清热,固摄冲任。方用:疏肝理气方加减。

处方:地骨皮15g、生熟地各20g、生白芍15g、黄芩15g、椿根白皮15g、旱莲草15g、川断15g、生牡蛎15g、乌贼骨15g、生山药30g,7剂,水煎服,每日一剂,早晚分服。

配用:水蛭粉2g,首乌粉2g,每日一次,连用十天。

服药后月经周期正常,经量仍多。

4月26日月经来潮,第1天下腹腹痛,痛时头晕,恶心,舌质淡,脉弦滑。因兼见气滞血瘀,拟以疏肝理气为法,当归20g、白芍15g、柴胡15g、木香10g、香附10g、延胡索20g、没药15g、藿香10g、陈皮10g、五灵脂15g,5剂,水煎服,每日一剂,早晚分服。服药后月经期量基本正常。

2013年2月10日随访,月经周期正常,行经4~6天,量略多,经期偶有头晕,经来小腹微胀。

【证析】该患者证属阴虚血热,冲任不固。故以养阴清热,固冲任为法,方中的地骨皮、生地、黄芩清热;白芍养血柔肝;山药健脾;旱莲草、川断、熟地补肾;椿根白皮、牡蛎、乌贼骨固冲任。用药后月经周期正常后,又出现肝郁气滞,胃气不和等证,故停用固冲之法,改疏肝理气。用柴胡透表泄热,疏肝解郁,升举阳气;陈皮、藿香和胃;当归、白芍养血柔肝;木香、香附、延胡索、五灵脂、没药理气活血以善其后。

医案2:补肝益肾方加减治月经先期

张某某,女,35岁,浙江金华人,2012年1月30日初诊。

【主诉】月经经色紫红,有血块约三年。

【病史】婚后三年未孕,常以嗣续为念。月经一月二、三至,颜色紫红,时夹血块，量可。一年来月事不正常。曾求治，效果不明显，口服益母草颗粒，亦未见好转。

【检查】体型消瘦，五官端正。素多白带，间或色黄。刻诊正值经期，腰酸背痛，小腹坠胀，头晕，心烦，口干不欲饮，二便正常，舌红少津，脉弦细数。血沉20mm/h，类风湿因子阳性。妇科检查：子宫偏小。

【治疗】证属：肝郁化热，蕴伏于血分，热迫血行，久损及肾。治宜：清热，凉血，解毒，补益肝肾。方用：补肝益肾方加减。

处方：秦当归20g、粉丹皮15g、凌霄花15g、黄芩炭15g、细生地20g、东白薇15g、刘寄奴20g、茜草15g、香附米15g、台乌药15g、海螵蛸15g、益母草15g、炒杜仲15g，7剂，水煎服，每日一剂，早晚分服。

配用：水蛭粉2克，每日一次。加味逍遥丸[1]、六味地黄丸，上、下午分服。

服药后诸症均感轻减，月经来潮（距上次月经为20天），血块较既往减少，小腹胀坠亦较前为轻，白带已少，心烦、头晕悉减，惟血量仍多，膝胫酸软，舌红少苔，脉弦细。继守原方，并加重补益肝肾之品。

秦当归、厚杜仲、桑寄生各20g，川续断、粉丹皮、乌梅炭、白僵蚕、香附米、赤芍药、刘寄奴、川楝子各15g，延胡索20g、川黄柏15g。5剂水煎服，每日一剂，早晚分服。

服药后月经再潮，此次为28天。月经周期已趋正常，无需再服汤剂，所谓“衰其大半而止”。令其做妇科检查，诸无异常，嘱服丸剂一个月，药同前。

一年后，其母以高血压病来诊，谈及其女，喜形于色，谓自服药后月经一直正常，而今珠胎已结，期将六月矣。

【备注】白带比较多可用蛇床子、淡吴萸、川黄柏、白花蛇舌草、七叶一枝花、红豆杉，布包，泡水坐浴熏洗，一日一次。

【证析】二十几岁婚后一直没有怀孕，人到中年更着急。月经先期有色紫夹块，小腹胀坠，头晕心烦，显为肝郁化热，迫血妄行。血去频仍，不能归精于肾，肾精不充，致腰酸背楚；带脉失约，故带下量多。方中的丹皮、生地、东白薇、黄芩炭、凌霄花清热凉血，正本清源；香附、陈皮、茜草、刘寄奴理气化瘀，以调经候；当归、杜仲养血补肾，兼顾其虚；海螵蛸固带止血，并以塞流。全方凉而不凝，止而不涩，调经养血，两为周全。后侧重补肝益肾，并以乌梅炭敛肝，僵蚕散肝，一敛一散，俾致和平。或疏或调，或清或补，悉随病机以赴，遂得如愿以偿矣，感到比较满意。

[1] 中成药按照说明书常规服用。

第二节　月 经 后 期

一、概述

月经周期延后七天以上，甚或四五十日一至的，称“月经后期”。亦称“经行后期”或“经期错后”“经迟”。如果延后三、五天，且无其他不适者，不作月经后期病论。若偶见一次延期，下次仍然如期来潮者；或青春期初潮后数月内或于更年期时月经时有延后，不伴其他证候者，一般不属月经后期。《金匮要略》谓“至期不来”。其后在《备急千金要方》中，亦有“治月经不调……或月后”的记载。《丹溪心法》始将月经后期作为一个病证来研究，称为“经水过期”，并从不同的期、量、色、质提出了辨证要点和治疗方药，将月经疾病的辨证、治疗推进了一大步。

月经后期属虚属寒者，宜温经养血；属瘀属滞者，宜活血行滞；虚实相兼者，则分别其主次而兼治之，并根据在肝、脾、肾之病位不同选用适当方药。

二、诊断

月经后期为月经周期延后超过七天，并连续出现两个月经周期以上者。育龄期妇女周期延后，应注意是否妊娠。若以往周期正常，月经延后半月以上而有阴道出血，或伴小腹疼痛者，应注意排除妊娠出血病证。月经后期常以血寒、虚寒、血虚、气滞为主。

三、医案

医案1：固肾理气方加减治月经后期

王某某，女，25岁，浙江衢州人，2012年7月10日初诊。

【主诉】月经后期，经色紫红，伴血块约二年。

【病史】23岁结婚，婚后长期参加体力劳动，劳累过度时有腰部疼痛，发胀。结婚二年未孕，经事常两月一至，头眩腰痛，肢体神弱，兼白带较多。

【检查】体型较瘦，关节无肿胀。本次月经又两月一至，瘀下颇多，腰痛，精神疲乏，腹部平软，肝脾触诊正常。脉象沉细，舌淡红，苔薄白。血常规提示血红蛋白95g/L，类风湿因子弱阳性。

【治疗】证属：肾气不足，血虚气滞。治宜：固肾理气，调经养血。方用：固肾理气方加减。

处方：当归20g、丹参20g、制香附10g、大熟地15g、白芍15g、白术15g、陈皮15g、枳壳15g、狗脊30g、巴戟天20g、杜仲15g、续断15g。5剂水煎服，每日一剂，早晚分服。

服药后经水已净，白带连绵，四肢疼痛，心慌气促，腰酸膝软，脉象沉细，舌淡少苔。此乃肾气虚弱，奇经不固。改用：

怀山药15g、菟丝子10g、金樱子30g、杜仲15g、黄芪30g、白术15g、桑寄生15g、巴戟天15g、陈皮15g、海螵蛸15g。5剂，水煎服，每日一剂，早晚各分服。

服药后白带已少，精力稍充，腰酸亦瘥，胃纳不佳，脉象虚细，舌质淡苔薄白。脾胃为后天之本，气血生化之源。纳谷不香，当以健脾为先。用：

潞党参20g、怀山药15g、焦白术20g、陈皮15g、茯苓20g、巴戟天20g、肉苁蓉15g、当归15g、金樱子30g、覆盆子15g、樗白皮15g。5剂，水煎服，每日一剂，早晚分服。

一年后复查，月经已正常，白带少量。

【证析】该患者月经后期伴有头眩腰痛，肢体神弱，瘀下颇多，精神疲乏。证属肾气不足，血虚气滞。该病人经化验血红蛋白偏低，消瘦，体力劳动后劳累，诊断为血虚。方中丹参、白芍等活血化瘀以通经；香附理气行血以止痛；当归养血和血；大熟地、狗脊、巴戟天、杜仲、续断养血补肾，兼顾其虚；陈皮理气化瘀；白术健脾；枳壳行气；金樱子能活血散瘀、拔毒收敛、祛风除湿。经过该方治疗后，患者自觉乏力好转，肢体不觉得劳累，以后经化验血红蛋白120g/L。血虚证经该方调理后得到好转、纠正。

医案2：养血调经方加减治月经后期

王某某，女，24岁，浙江浦江人，2012年10月25日初诊。

【主诉】月经不调伴发热、心烦一年。

【病史】夙性质讷，寡于言笑，常有胁腹窜痛之候。年来经事不调，或五旬一至，或间月一行，量少有块，颜色深紫，少腹胀痛，不喜按揉。平素白带量多，质稠气秽。近两个月来，每感日晡面热心烦，喜握凉物，体倦神疲，自试体温，腋下37.6~38℃。西医诊为“低热待查”，予对症治疗，迄今无显著效果。

【检查】面色晦滞，舌质暗红少苔，脉细弦略数。

【治疗】证属：气滞血瘀，营阴亏损。治宜：养血调经，兼退蒸热。方用：养血调经方加减。

处方：秦当归12g、紫丹参12g、赤芍药12g、刘寄奴12g、香附9g、净苏木9g、怀牛膝9g、川茜草9g、云茯苓9g、紫苏梗4.5g、青蒿12g、醋鳖甲18g、银柴胡6g。5剂水煎服，每日一剂，早晚分服。

配用：七制香附丸、加味逍遥丸，上、下午分服。丸剂与汤剂交替服用。另以蛇床子9g、吴茱萸3g、黄柏6g，布包，坐浴，一日两次。

服药后8天，月汛来潮，此次距上次月经为32天，量仍少，所下多块。胁肋窜痛，腹部胀感，带下已少而未净，热势虽降而未清，体温：腋下37.4℃。再依前意，怀牛膝、刘寄奴、秦当归各12g、赤芍药、川茜草、泽兰叶各9g、川芎片、淡青蒿、粉丹皮各9g、地骨皮12g、胡黄连6g、炒青皮4.5g，5剂，外用药同前。并嘱药后每日服丸剂同上，至月经来潮停药。

服药后体温已恢复正常，一直稳定在36.8℃而未反复，自觉精神好转、体力增加。12月8日月经来潮。色、量较前正常，略有小块。脉弦细，舌质淡红，嘱服加味逍遥丸20天，每日上、下午各1丸，以资调理。

【备注】腹痛、腹胀、疼痛加延胡索、黄芪、制草乌、白花蛇舌草。

【证析】该患者素禀沉郁，肝木难遂条达之性，故常有胁腹窜痛。气滞不能行血，经脉滞涩，久必成瘀，遂致经行后期，血下多块，腹痛拒按。瘀血内阻，延久不去，营阴暗耗，虚热内炽，因有低热缠绵不愈。《金匮要略》谓“病者如热状，烦满、口干燥而渴，其脉反无热，此为阴伏，是瘀血也”，殆即指此。故治以化瘀通经为主，方用当归养血和血；香附、苏木理气行血以止痛；丹参、刘寄奴、赤芍、茜草、牛膝等活血化瘀以通经；又以青蒿、鳖甲、银柴胡滋阴清热，兼予除蒸；方中少用苏梗理脾胃之滞，而启运中焦，俾中州得持，自能斡旋有机。初诊获效后，由于瘀血伏匿，刬除未尽，故月事虽下而低热不清。再诊则专事搜剔，且汤、丸并投，缓急相济，病遂悉已。

第三节 月经先后无定期

一、概述

月经周期时或提前时或延后七天以上者，称为“月经先后无定期”，或称“经水先后无定期”。以气血失于调节而导致血海蓄溢失常。其病因多由肝气郁滞或肾气虚衰所致，而以肝郁为主。肝为肾之子，肝气郁滞，疏泄失调，子病及母，使肾气的闭藏失司，故常发展为肝肾同病。可用肝郁、肾虚来解释该病。

肝郁：月经周期不定，经量或多或少，色紫红，有血块，经行不畅，或有胸胁、乳房少腹胀痛，脘闷不舒，时叹息，嗳气食少。苔薄白或薄黄，脉弦。郁怒伤肝，疏泄失常，血海蓄溢失度，故行经先后无定期，经量或多或少。肝郁气滞，经脉不利，故可有胸胁、乳房、少腹等肝经循行之处胀痛。肝气欲舒，则叹息；

肝气犯胃，则嗳气食少。气郁血滞则经行不畅、有血块。气郁化火，可见经色紫红，苔薄黄等证。脉弦为肝郁气滞之象。

肾虚：经来先后无定期，量少，色淡黯，质清。或腰骶部酸痛，或头晕耳鸣，舌淡苔少，脉细尺弱。因肾气虚弱，封藏失司，冲任不调，而血海蓄溢失常，以致月经错乱，先后不定。肾气不足，阴阳两虚，阴不足则经血少，阳不足则经色淡而清。肾虚则髓海不足，孔窍不利，故头晕耳鸣。腰为肾之府，而胞脉又系于肾，肾虚失养，则腰骶部酸痛。舌淡苔薄，脉细尺弱，皆为肾气不足之象。

肝气郁滞的宜疏肝理气，肾气亏损的宜补肾调经。总之，宜使气血调顺，冲任安和，则经期自和。

二、诊断

月经周期不固定，时或提前时或延后七天以上，并连续出现三个月经周期以上者，月经量不多，经期不长，如出现经量过多，或经期延长者，常发展成为崩漏，应予重视。

三、医案

医案1：固肾疏肝方加减治月经先后无定期

吴某某，女，34岁，浙江丽水人。2012年5月28日初诊。

【主诉】月经不调伴发热、心烦一年。

【病史】患者产后体虚，节育术后月经先后无定期，每次推迟10天左右，行则量少即止，隔10日后又来月经。曾至丽水市人民医院治疗，无明显好转。育子一个。

【检查】胸闷腹胀，纳谷不香，周身骨节酸楚。脉虚细而弦，舌苔薄白。

【治疗】证属：肾虚肝郁，气血不调。方用：固肾疏肝方加减。

处方：当归12g、川芎15g、白芍12g、制香附9g、郁金6g、枳壳4.5g、合欢皮9g、丹参20g、巴戟天15g、焦白术15g、汉防己12g、秦艽15g。5剂水煎服，每日一剂，早晚分服。

服药后脉象虚细而数，舌质绛而苔薄黄。多产伤肾，肾水不足以涵木，肝郁化火，阴虚内热，采用固肾疏肝，养血清热。

当归15g、白芍15g、山萸肉20g、女贞子9g、玄参9g、合欢皮15g、制香附10g、白术20g、陈皮10g、柴胡10g、青蒿20g。5剂水煎服，每日一剂，早晚分服。服药后阴虚火旺症状好转，而经水已调。

【备注】经期小腹胀痛，经血有块者加丹参、益母草、延胡索、蒲黄。疼痛加延胡索、黄芪、制草乌、白花蛇舌草。

【证析】若以肝郁为主，忽早忽迟，参差不一，盖肝郁能影响气血，气为血之帅，气行则血行，气郁则血滞，治疗用香附、郁金、合欢皮以疏肝理气；当归、川芎、丹参调经养血，能使郁滞的经水得以通畅，以减轻月经量少而腹痛的症状，更用白术健脾，防己、秦艽疏通经络、活血镇痛，缓解因气血不调而引起的骨节酸痛。服药后经水稍调，骨节疼痛已好转，而阴虚火旺的脉象显著，因患者肝血虚亏，肾水不足，因而不能涵木，肝木郁而偏亢，出现咽干口燥的现象，治疗以当归调经养血；白芍、山萸肉、女贞子以补肾阴；香附、合欢皮以理气解郁；白术、陈皮健脾胃以充气血之源，加用玄参养阴津以清热，柴胡疏肝郁以清热，青蒿清肝经郁热，标本兼治，达到治疗目的。

医案2：补肾理气方加减治月经先后无定期

王某某，女，30岁，浙江宁波人。2005年3月28日初诊。

【主诉】月经先后不定，量少伴腹痛、心烦一年。

【病史】患者一年来，月经先后不定，量少，伴腰痛，腹痛、腹胀。有时头痛、头胀、四肢无力。

【检查】形体消瘦，胃纳较差，腰部疼痛、僵硬。触诊时腹部平软，肝脾胁下未及。辅助检查：血沉20mm/h，类风湿因子阳性，白细胞正常。舌苔薄白，脉沉细、滑。

【治疗】治宜：补肾理气，解郁平肝，扶脾益血。方用：补肾理气方加减。

处方：补骨脂20g、菟丝子15g、肉苁蓉15g、巴戟天15g、川牛膝20g、杜仲12g、狗脊30g、制附子15g、黄芩15g、黄柏10g、茯苓30g、当归20g、生地20g、干姜10g、五味子15g。10剂。水煎服，每日一次，早晚分服。

服药后脉沉细、苔薄白。产后伤肾，肾水不足以涵木，肝郁化火，阴虚内热，加白芍15g、山萸肉20g，去狗脊。5剂水煎服，每日一剂，早晚分服。连服中药一个月，月经量较前增多，血色加黑。水蛭粉每次2g，首乌粉每次2g，一日二次。大便较稀时，可适当减量，根据病情斟酌。辅助检查：血沉12mm/h，类风湿因子阳性。

【备注】经期小腹胀痛，腰部疼痛，肢体发凉、麻木可用丹参、当归、红花，伸筋草、益母草。疼痛加延胡索、制草乌、白花蛇舌草。

【证析】腰为肾之府，而胞脉又系于肾，肾虚失养，则腰骶部酸痛。方中补骨脂有温肾助阳，纳气，止泻的功效；菟丝子、肉苁蓉、巴戟天、川牛膝、狗脊、杜仲有温补肾阳，补充因产后所虚损的阳气；干姜、制附子性温，有温肾助阳之功，使人的肾气充足；丹参、当归、生地补肝、益肾、活血、化瘀，用药后会感觉到血液充足，四肢有力。黄芩、黄柏、茯苓、白术健脾祛湿；五味子滋阴补肾、调节睡眠，使人感到精力充沛。经一个月中药治疗后月经比以前好转，本方主要活血以补血。

第四节 月 经 过 多

一、概述

月经过多，早在《金匮要略》温经汤方下即有："月水来过多……" 的记载。其后，宋代的《圣济总录·论室女经候不调》中又载："室女经水过多，连绵不绝"，但仅是作为月经不调的一个证候。清代《傅青主女科》始将 "经水过多" 作为一个病证来论述，为后世开创了先例。其病机主要是气虚统摄无权，或血热流行散溢，使冲任不固，血随经泄所致。此外尚有瘀血内阻，以致经量过多者。

二、诊断

在临床上，月经量明显增多，有与周期提前同时出现，如月经先期量多证。有与后期同时出现的，也有仅经量增多而周期正常的。如经量特多，暴下如注，或下血日久不止，或伴有周期紊乱，则已发展为 "崩中" 之证。在实际中常以气虚、血热、血瘀为病因来治疗。辨证重在经色、经质。通常以量多、色淡、质薄的属气虚；量多、色鲜红或紫而稠黏的属血热；色紫黑有块，伴小腹疼痛的属血瘀。

三、医案

医案1：滋阴清热方加减治月经过多

王某某，女，24岁，江西上饶人，2012年8月21日初诊。

【主诉】行经量多，色红有块3月余。

【病史】五年前患外感发热，头痛身疼，自服解热镇痛片之类的药品，渐觉好转。此后每有日夕疲困倦怠、烦热口干，掌心如灼等症，初未介意，久之始现低热，自试体温，腋下37.6~37.8℃之间，曾经行胸透、心电图及各项常规检查，均无异常发现，西医诊断为低热待查，迭服中西药物，时或有效但不巩固。近三月来，形困益加，纳谷不馨，行经量多，色红有块，伴见腰腹胀痛，口干不欲饮。

【检查】五官端正，两肺呼吸音清，未闻及干湿性啰音；心率齐，无杂音，腹部平软，无压痛及叩击痛。现正值经期，诸症如前，舌红少苔，脉细弦略数。

【治疗】证属：肝肾阴虚，相火妄动，冲任为损。治宜：滋阴清热、养血固经。方用：滋阴清热方加减。

处方：秦当归15g、炒白芍20g、细生地20g、棕榈炭15g、陈阿胶10g（烊化冲服）、生侧柏12g、紫丹参20g、淡青蒿15g、地骨皮15g、延胡索20g、香附米10g、炙甘草10g。5剂水煎服，每日一剂，早晚分服。

服药二剂后经量减少，五剂经止，唯潮热未清，脉呈弦细。此血去阴虚，再拟滋养肝肾，以利奇经。

杭白芍、女贞子、旱莲草、炙鳖甲、地骨皮各9g，清青蒿、细生地各10g，原寸冬9g，云茯苓12g，香附米、银柴胡各6g。5剂水煎服，每日一剂，早晚分服。嘱药后，每日上午服知柏地黄丸，下午服二至丸，二十天。

药后低热已退，余恙悉解。经期正常，色量均可，唯少腹胀痛，食纳尚差，舌淡红，苔薄白，脉弦滑。药后每日上午服八宝坤顺丹，下午服二至丸，二十天。

【备注】经期小腹胀痛，经血有块者加丹参、益母草、延胡索、蒲黄。疼痛加延胡索、黄芪、制草乌、白花蛇舌草。

【证析】因外邪未尽，内迫化热，消灼阴血，虚火妄动，故低热绵延不已；胃阴不足，和降失司，故纳谷不佳；热蕴血分，血不循经，是以汛水色红量多；热蕴气滞，经脉不畅，故腰腹胀痛。《妇科玉尺》谓："经水过多不止，平日瘦弱，常发热者，由火旺也"，颇与本病病机洽合。然病证延既久，营阴暗耗，已有人损之虞，非实热而可以徒执寒凉者。要用当归、白芍、阿胶养血，生地、地骨皮、青蒿等，滋阴清热退蒸；香附、延胡索、丹参理气行血，引血归经；又以生侧柏、棕榈炭固涩止血，是一种收涩止血药，对衄血、咯血、吐血、尿血、便血、血崩等各种出血，均有收涩止血的作用。

医案2：乌贼茜草汤加减治月经过多

陈某某，女，29岁，已婚，浙江台州椒江人，2007年7月8日初诊。

【主诉】月经过多已数年，每月行经10余日方净。

【病史】每月行经10余日方净，来月经时血色红有块，量多。到田里干活的时候量更多，近几年来也经常去医院去治疗，但效果始终不明显。来月经时有的时候还有下腹疼痛，还要吃一些止痛药和止血药。

【检查】五官端正，气管居中，两肺呼吸音清，未闻及干湿性啰音；心律齐，无杂音，腹部平软，无压痛及叩击痛。来诊时正值经期，量多，色红有块，少腹不适。舌淡，苔薄白，脉沉细。妇科检查：经期时血量比较多。血常规正常，血红蛋白100g/L，血沉、类风湿因子、抗O正常。

【治疗】治宜：健脾益气，固摄止血。方用：乌贼茜草汤加减。

处方：党参20g、黄芪30g、白术20g、炒白芍20g、龙骨18g、牡蛎18g、乌贼骨30g、延胡索20g、茜草15g、甘草10g。5剂，水煎服，每日一剂，早晚分服。

配用：止血敏2ml肌注，每日二次。三七粉每日5g，一天二次。

用后小腹疼痛、月经比来的时候好一些，量减少。脉沉细，苔薄白。腹部平软继服前方中药5剂，加黄芩、黄柏。又服了5剂月经基本消失，第二次来月经时也和以前一样，来比较多，还有腹痛，又服前方中药加三七5g，一天二次，氨甲苯酸每次0.5g，一天二次，益母草膏10ml一次，一天二次。该药后月经量减少，血色淡红，来经大约一周。第三次来月经时血量基本正常，来经时四天，血常规正常，血红蛋白115g/L、妇科检查正常。

【备注】经期小腹胀痛，经血有块者加丹参、益母草、延胡索、蒲黄。疼痛加延胡索、黄芪、制草乌、白花蛇舌草。

【证析】来经血量比较多，天数也比较持续。用乌贼骨，《神农本草经》记载："主女子赤白漏下，经汁血闭，阴蚀肿痛，寒热癥瘕，无子。"茜草，《本草纲目》："通经脉，治骨节风痛，活血行血。"二药相配，既能行血通经，又能止血固经。方中的党参、黄芪、白术、炒白芍补气摄血，以乌贼骨、茜草、龙骨、牡蛎收敛止血。乌贼骨配茜草可明显增加止血作用。黄芩、黄柏有清热燥湿，凉血安胎，解毒功效。这病人是月经来的时候血量比较多，用中药治疗两年左右都不见效果，用了这方三次月经量减少，她这样子的病人是比较多的，但实际治疗有效是比较难的。

第五节 月经过少

一、概述

月经周期基本正常，经量明显减少，甚或点滴即净；或经期缩短不足两天，经量亦少者，称为"月经过少"。亦称"经水涩少"。本病在《诸病源候论》有"月水……乍少"的记载。说明当时医家已对月经过少有所注意。其后历代医家如刘河间、朱丹溪、万全、王肯堂等或从治法方药，或从病因病理，不断提出新的见解。

二、诊断

月经周期的时间正常，经量很少，甚或点滴即净，为本病的诊断特点。如属已婚育龄妇女，应注意因服避孕药而致的月经过少。早孕而有激经者，常易与月经量少混淆而被忽视，当注意鉴别。

三、医案

医案1：补肾养血方加减治月经过少

吴某某，女，29岁，浙江嵊州人，2012年6月2日初诊。

【主诉】临经超早，经量涩少，午后潮热二年余。

【病史】婚后二年未孕，平时身体虚弱，时常头晕目眩，耳鸣心烦，精神不振，每逢临经超早，经量涩少，色淡，二日即净，近日午后潮热。

【检查】五官端正，气管居中，两肺呼吸音清，未闻及干湿性啰音；心律齐，各瓣膜听诊区未闻及病理性杂音，腹部平软，无压痛及反跳痛。经来超早，量少不爽，头目昏眩，平时有白带，兼有潮热。上月12日行经，脉象虚细而数，舌质红，苔薄黄。

【治疗】证属：血海不充，阴虚内热。治宜：补虚清热。方用：补肾养血方加减。

处方：当归20g、白芍20g、熟地30g、白术20g、陈皮10g、丹参30g、巴戟天20g、樗白皮15g、海螵蛸12g、香附12g、青蒿30g。5剂水煎服，每日一剂，早晚分服。

服药后白带已止，精力稍充，尚有潮热未清，腰酸心烦，脉细数，舌苔薄黄。属冲任虚弱，阴虚内热。拟补肝肾，清虚热。

熟地30g（砂仁3g拌）、白芍20g、黄芪30g、当归20g、杜仲15g、续断15g、巴戟天15g、狗脊30g、白术20g、茯苓30g、青蒿15g、柴胡10g。5剂水煎服，每日一剂，早晚分服。

服药后，低热已退，精神亦爽，经水已隔28日，尚未提前来潮，此佳兆也。

【备注】经期小腹胀痛，经血有块者加丹参、益母草、延胡索、蒲黄。疼痛加延胡索、黄芪、制草乌、白花蛇舌草。

【证析】该患者月经涩少，如无小腹胀痛及色紫黑瘀块的征象，多属血虚，《丹溪心法》所谓："经水涩少为虚为涩，虚则补之，涩则濡之。"盖血海不充，经源缺乏，出现经水量少色淡，行经时间缩短，这是自然之理。此种情况，乃为血海不足之证，不宜用攻破之药，应以养癸水，充经源为治本之道。此方对月经量少、经期较短，具有补血的作用；病人用后能够使其月经正常。

医案2：八珍汤加味治月经过少

方某某，女，25岁，浙江衢州人。2013年4月28日初诊。

【主诉】经期较早，经量较少，间隔时间20余天。

【病史】婚后未孕，平时身体虚弱，常感呼吸困难，像是爬高山一样。时常头眩目花，耳鸣心烦，精神不振，每逢临经超早，经量涩少，色淡，有时一日干净，多一点两天。大小便正常，近日午后且有潮热。

【检查】五官端正，气管居中，两肺呼吸音清，未闻及干湿性啰音；心律齐，各瓣膜听诊区未闻及病理性杂音，腹部平软，无压痛及反跳痛。经来较早，量少不爽，头目昏眩，平时有白带，兼有潮热。脉象虚细而数，舌质红，苔薄黄。

【治疗】证属：血海不充，阴虚内热。治宜：补血活血清热。方用：八珍汤加味加减。

处方：党参20g、黄芪30g、茯苓30g、炒白术20g、大白芍20g、当归20g、川芎15g、熟地30g、仙灵脾15g、山茱萸15g、鸡血藤30g。10剂水煎服，每日一剂，早晚分服。

配用：三七粉每天5g，一天一次；水蛭粉2g，一天一次，连用十天。

服药后白带较多，精力较前好转。继服中药10剂，三七、水蛭粉继用，呼吸困难也基本消失，行经时略感疲倦，查肝功能、血常规、心电图未见异常，脉较虚弱、沉细，舌苔偏淡。经行两天即止。继服八珍汤加味，另加人参、三七、水蛭每天3g，连用20天。至第28天行经，血量比以前多，经期3天，较前有所好转。

【备注】脾虚食少者加砂仁(后下)、陈皮；经期者宜加红花、川牛膝、路路通；四肢不暖者加桂枝；下腹隐冷者加艾叶、乌药。

【证析】该病人16岁初潮，量较少，消瘦，婚后仍月经量较少，一至两天。症见面色苍白或萎黄，头晕目眩，四肢倦怠，气短懒言，心悸怔忡，饮食减少，舌淡苔薄白，脉细弱或虚大无力。证属气血两虚，故予八珍汤补气补血。方中的党参、黄芪、茯苓、炒白术补脾益气；白芍、当归、熟地滋养心肝，加入川芎入血分而理气，则当归、熟地补而不滞；仙灵脾、山茱萸补肾，鸡血藤养血活血；用药时加三七5g、水蛭粉2g，一天一次，效果也比较明显。

第六节　痛　　经

一、概述

经期或行经前后，出现周期性小腹疼痛，或痛引腰骶，甚则剧痛昏厥者，称为“痛经”，亦称“经行腹痛”。以青年妇女为多见。见于《金匮要略·妇人杂病脉证并治》：“带下，经水不利，少腹满痛，经一月再见”。《诸病源候论》则首立“月水来腹痛候”，认为“妇人月水来腹痛者，由劳伤血气，以致体虚，受风冷之气客于胞络，损伤冲任之脉”，为研究痛经病奠定了理论基础。后世医家为探索痛经病的辨证规律作了进一步的论述。

临床应根据疼痛发生的时间、性质、部位以及痛的程度，结合月经期、量、色、质及兼证、舌脉，并根据素体情况等辨其寒、热、虚、实。痛在经前或行经期间多属实，痛在经后多属虚。疼痛剧烈，拒按多属实，隐隐作痛，喜揉喜按多属虚。得热痛减多为寒，得热痛增多为热。痛甚于胀，血块排出则疼痛减轻或刺痛者多为血瘀，胀甚于痛者多为气滞。绞痛、冷痛者属寒，灼痛者属热。痛在两侧少腹，病多在肝，痛连腰际，病多在肾。

治疗以调理冲任气血为主，又须根据不同的证候，或行气，或活血，或散寒，或清热，或补虚，或泻实。治疗方法分两步：行经期调血止痛以治标，平时辨证求因以治本。同时又宜结合实际情况，或调肝，或补肾，或扶脾，使气顺血和，冲任流通，经血畅行则痛可愈。至于子宫发育不良、畸形或位置过度倾屈等所致的痛经，又当根据不同情况选择不同的治疗方法。

二、诊断

经行小腹疼痛，伴随月经周期而发生。疼痛可引起腹部或腰骶部，或外阴、肛门坠痛。疼痛一般多发生于经前第一、二日或经期一、二日，随后逐渐减轻或消失，偶有延续至经净或于经净后开始的，但亦在一二日内痛可自止。疼痛程度有轻有重，一般无腹肌紧张或反跳痛，经血排出流畅时，疼痛常可缓解。

三、医案

医案1：膈下逐瘀汤加减治痛经

陈某某，女，28岁，浙江丽水人。2010年5月15日初诊。

【主诉】月经期小腹胀痛1年。

【病史】婚后未孕，每于经前一二日或月经期小腹胀痛，拒按，伴胸胁乳房作胀，经量少，经色紫黯有块，血块排出后痛减，劳动时疼痛加重，经净疼痛消失。

【检查】形体消瘦。舌紫黯有瘀点，脉弦滑。妇科检查：白带较多，其他正常。

【治疗】治宜：理气化瘀、活血止痛。方用：膈下逐瘀汤加减。

处方：当归20g、川芎15g、赤芍20g、桃仁12g、红花12g、枳壳20g、延胡索20g、五灵脂30g、丹皮20g、乌药20g、香附10g、甘草10g。10剂水煎服，每日一剂，早晚分服。

配用：水蛭粉2g，一天一次，连用十天。双氯芬酸钠缓释胶囊，每天一次，一次一粒。

服药后白带还是和以前一样，腹痛有所好转，时有的经血较黑、稠厚，脉沉细，苔薄白。又服前方中药10剂，等到第二次来月经时，腹痛基本消失。共行经三到四天。水蛭粉连续服10天。

【备注】若口苦，苔黄，月经持续时间延长者加栀子、夏枯草、益母草。若兼前后二阴坠胀者加川楝子、柴胡；若肝郁伐脾，胸闷、食少者加炒白术、茯苓、陈皮。

【证析】肝司血海，又主疏泄，肝气条达，则血海通调。因情志拂郁，冲任气血郁滞，气血流行欠畅通，故经前一二日或经期少腹胀痛、拒按，或经量少或行而不畅。经血瘀滞故色黯有块。血排出，瘀滞减轻，气血暂通，故疼痛缓解。瘀滞随经血而外泄，故经后疼痛自消。若郁滞之因未除，则于下次月经周期又复发作。舌紫黯有瘀，脉弦，为瘀滞之征。方中以枳壳、乌药、香附理气调肝；当归养血和血。当归是农村里面老百姓常用的中药，也有些人自己买了一些当归放在家里日常生活用；川芎、赤芍、桃仁、红花、丹皮活血行瘀；延胡索、五灵脂化瘀止痛；甘草缓急调和诸药；气顺血调则疼痛自止。腹部胀痛服这中药还是有效的。

医案2：清热调血汤加减治痛经

王某某，女，31岁，浙江台州人。2012年7月25日初诊。

【主诉】经前小腹疼痛、拒按，有灼热感2天。

【病史】月经期间腹部疼痛、拒按，有灼热感，口干、舌燥。

【检查】五官端正，气管居中，腹部平软，肝脾无肿大。经前小腹疼痛，有灼热感，伴有腰骶胀痛；平素时有小腹疼痛，月经来潮疼痛加剧。低热起伏，经色黯红，质稠有块，平时带下黄稠，小便短黄。舌红、苔黄而腻，脉弦数。血沉20mm/h、C反应蛋白20mg/ml。

【治疗】治宜：清热除湿，化瘀止痛。方用：清热调血汤加减。

处方：牡丹皮15g、黄连15g、生地30g、当归20g、白芍20g、川芎15g、红花12g、莪术15g、香附10g、延胡索20g、红藤30g、败酱草20g、薏苡仁30g。5剂水煎服，每日一剂，早晚分服。

配用：水蛭粉2g，一天一次，连用十天。益母草膏每次10g，一天二次。

服药后疼痛有所好转，腰部及骶髂部还有些痛，小便次数比较少。来月经的时候还是有痛经，又服前方中药20剂。腹部胀痛有所好转，小腹仍拒按，有灼热感，血沉15mm/h，C反应蛋白正常。妇科检查正常。前方中药加黄芩18g、黄柏15g、川芎18g，去红藤、薏苡仁，又服中药10剂，等到第三次来月经的时候腹痛消除，血色比较新鲜。

【备注】若痛甚见恶心呕吐者加吴茱萸、黄连、生姜。胃口不好加山楂、神曲、麦冬、黄芩。

【证析】外感或内蕴湿热者，犯及下焦，盘踞冲任、胞中，经前血海气血充盈，湿热与血胶结，故下腹疼痛拒按，或痛连腰骶，或小腹灼热。湿热缠绵，故低热起伏，或平时小腹亦痛。经色黯红有块，瘀热所致。湿热留连冲任，可有月经失调，湿热壅遏下焦，故带下异常，小便短黄。舌红苔黄而腻，脉弦数，均为湿热之象。方中的丹皮清热凉血化瘀；生地清热凉血；黄连清热解毒燥湿；当归、白芍养血和血；川芎、红花、桃仁、莪术活血化瘀；香附、延胡索调气止痛。全方清热、化瘀，理气调血。加败酱草、红藤、薏苡仁以增强清热解毒、除湿消瘀之力。病人用药后效果不明显，后又加了黄芩、黄柏、川芎，去红藤、薏苡仁，等到第三次来月经的时候痛经消失。

第七节　经间期出血

一、概述

凡在两次月经之间，即氤氲之时，有周期性出血者称为经间期出血。经间期出血量少，或稍多，色红，无血块，腹不痛，头昏腰酸，夜寐不熟，便艰，尿黄，舌红，脉细弦略数。肾阴亏损，在氤氲之时，阳气内动，损伤阴络，冲任不固，因而出血。但非因邪热煎迫，故血量不多，阴虚阳动，故色红。肾阴虚，故腰酸头晕难寐。阴液不足，故便难而尿黄。舌红，脉细弦略数，为肾阴虚损之征。

二、诊断

凡在两次月经之间，氤氲孕育之时出血，持续二三天，血量少于正常月经量，并有周期性者即可诊断；或伴有腰酸，少腹两侧或一侧作胀作痛，乳房作胀作痒，带下增多，质黏如蛋清者。此外，基础体温在低高温相交替时出血者，可诊断。与月经先期的鉴别，月经先期多不在经间期，经量正常或量多；经间期出血，血量偏少，基础体温在高温相之前出血。与月经过少的鉴别，月经过少者周期尚正常；而经间期出血常在月经周期的中间。与赤白带、经漏的鉴别，赤白带、经漏无周期性而经间期出血有周期性。一般通过详细问诊及测量基础体温可以区别。

三、医案

医案1：清肝止淋汤加减治经期间出血

黄某某，女，19岁，嵊州市人。2012年3月5日初诊。未婚。

【主诉】经间期出血3个月。

【病史】患者14岁月经初潮，月经一直正常，至18岁出现经期间出血，出血量少或多，色红质黏腻，无血块，如赤白带、赤带，神疲乏力，骨节酸楚，胸闷烦躁，纳食较差，小便短赤，平时带下亦多，质黏腻。先后到嵊州市医院治疗无效。

【检查】舌苔黄白腻，根部稍厚，脉细弦。血沉19mm/h，血常规正常，类风湿因子弱阳性。

【治疗】证属：湿热互结。治宜：清利湿热，疏肝解郁。方用：清肝止淋汤加减。

处方：当归20g、白芍20g、白术20g、生地30g、玄参15g、丹皮20g、黄柏15g、黄芩15g、牛膝20g、柴胡15g、杜仲15g、制香附10g、黑豆20g。7剂水煎服，每日一剂，早晚分服。

服中药7天，服药后感觉胃口比较好，每餐能吃两碗饭。又给中药7天，脉细数，舌红燥，苔薄白干。到3月26日病人感觉小腹痛、腹胀、肚子感觉有下沉感，腰疼痛，自觉有阴道出血，过一段时间到30日又来月经，正好是在来月经的中间出血。又服前方中药7天。4月10日，月经来潮，一连四天。又服中药大约十四天后，经间期无出血，感觉腹胀较轻。

【备注】唾血者酌加五味子，百合，川贝，阿胶。虚烦少寐，心悸者，加柏子仁、夜交藤。若因实火灼阴，而致血燥闭经者，加玄参、黄芩、黄柏。

【证析】经期间出血的病人用阿胶、红枣，若纳食差，苔腻，故去之。傅氏在方中说："此方但主补肝之血，全不利脾之湿者，以赤带之为病，火重而湿轻也。夫火之所以旺者，由于血之衰，补血即足以制火，且水与血合成赤带之症，竟不能辨其是湿非湿，则湿亦化而为矣，所以治血则湿亦除。"方中的白芍、白术、当归、生地、玄参、黑豆补肾养血柔肝；丹皮清肝泻火。香附疏肝解郁；黄柏、黄芩清热燥湿；黄芩利水渗湿；牛膝引药下行。

医案2：逐瘀止血汤加减治经期间出血

方某某，女，42岁，义乌市人。2011年8月15日初诊。

【主诉】近期行经后十余天又出血3~4日。

【病史】月经来是正常的，但这次月经来后又来，血量比较少。曾到义乌中心医院和诊所去看不见好转。白带色淡,量有点多。平时有腹痛、腹胀,干活劳累加重。

【检查】五官端正,气管居中。舌质有紫点,脉细弦,血沉25mm/h,白带多,B超发现胆结石。

【诊断】中医诊断:血瘀。西医诊断:经期间出血。

【治疗】证属:血瘀阻滞,血海不宁。治宜:化瘀止血,通络通脉。方用:逐瘀止血汤加减。

处方:生地30g、玄参15g、大黄12g、赤芍15g、白芍20g、丹皮15g、丹参20g、归尾20g、枳壳15g、桃仁15g、红花12g、龟甲10g。7剂水煎服,每日一剂,早晚分服。

服药后感觉胃口还好,白带比较多。脉细弦,舌质有点紫。8月18日腹部有下沉感,腰疼痛。8月23日药服完,又服上述中药加补肾的杜仲、巴戟天,共7天。查血沉23mm/h,服中药后自觉到腰不疼,白带比较少,比较有精神。来月经的中间血量明显减少,查血红蛋白量较少。为了月经中间的这个血,又服中药十天。

【备注】唾血者酌加五味子,百合、川贝、阿胶。虚烦少寐、心悸者,加柏子仁、夜交藤。

【证析】方中生地具有清热凉血、益阴生津之功效;玄参、归尾、赤芍、白芍养血活血;桃仁有活血祛瘀,润肠通便,止咳平喘的功效;大黄、丹皮、丹参、红花活血祛瘀;枳壳行气散结;龟甲养阴止血,诸药合用,故有活血祛瘀、养阴止血的作用。

第八节 闭 经

一、概述

闭经早在《内经》中称为"女子不月"。继后,医家对闭经的论述颇多,《景岳全书·妇人规》以"血枯""血隔"分虚实立论,言简理明。闭经的治疗,虚者补而通之,或补益肝肾,或调养气血;实者泻而通之,或活血化瘀,或理气行滞,或除邪调经,切不可不分虚实,乱用攻破方药,亦不可一味峻补,反燥涩精血。也有妇女由于生活环境的突然改变,偶见一两次月经不潮,又无其他不适者,暂不作病论。至于因先天性生殖器官发育异常或后天器质性损伤而无月经者,亦可暂不作病论。

二、诊断

女子年逾十八周岁月经尚未初潮，或已行经而又中断达三个月以上者，称为闭经。妊娠期、哺乳期暂时性的停经、绝经期的绝经或少女初潮后，不属于闭经范畴。故应详细询问病史，做相应的检查，应先排除生理性停经，并注意与早孕相鉴别。同时应了解患者的发育、营养、第二性征、精神状况等。检查有无生殖器官发育异常，询问有无服用不适量的药物、不良的饮食习惯及全身性疾病等，以明确闭经原因。

三、医案

医案1：滋阴补肾方加减治闭经

王某某，女，36岁，台州椒江人。2012年5月24日初诊。

【主诉】闭经、行经时血量很少，关节有酸痛，3月余。

【病史】平素月经正常。今年1月份抬石头，腰部扭伤，服用中药半个月，病情好转。今年2月份以来月经量明显减少，且逐渐加重，并出现闭经。关节还有些酸痛。无遗传病史。

【检查】五心烦热，盗汗颧红，舌红苔少，脉细数。血红蛋白90g/L，其他血常规项目正常。

【治疗】证属：阴虚血燥。治宜：养阴清热，调经补血。方用：滋阴补肾方。

处方：生地30g、熟地20g、白芍20g、麦冬15g、知母20g、地骨皮15g、炙甘草10g、黄精10g、丹参30g、当归20g、红花12g、枳壳15g、黄芩15g。7剂水煎服，每日一剂，早晚分服。

服中药7天，腹痛、腹胀，腰部酸痛二天。脉细数，舌红燥，苔薄白干，自以为是月经来潮，但血量很少。至6月15日又服前方中药20余剂，加延胡索、白术。7月7日开始，腹部略疼痛，后来来月经两天。8月份和以前一样服中药20余天来月经，化验血红蛋白100g/L。

【备注】虚烦潮热甚者，加青蒿、鳖甲；兼咳嗽，唾血者酌加五味子、百合、川贝、阿胶。虚烦少寐，心悸者，加柏子仁、夜交藤。若因实火灼阴，而致血燥闭经者，宜于方中加玄参、黄柏。

【证析】病人在发病前去抬石头扭伤，后又有关节疼痛，在用中药的时候没有注意，连续治疗半个月就出现闭经。方中的生地、麦冬、知母滋阴清热；熟地、黄精、白芍养血益精；地骨皮凉血退蒸，除虚热；丹参、当归活血凉血，除烦安神；枳壳调气宽中；甘草健脾和中；延胡索、红花活血止痛；黄芩的根入药，味苦、性寒，有清热燥湿、泻火解毒、止血、安胎等功效，黄芩的临床抗菌性比黄连好，而且不产生抗药性；该女人用此方治疗后，血量有一点，到第二三个月又给她用了活血的中药，血红蛋白升至100g/L，平时都能参加生产劳动，来月经的时候血量增加。

医案2：血府逐瘀汤加减治闭经

方某某，女，28岁，宁波市人。2011年4月30日初诊。

【主诉】行经时血量很少，色淡约六月余。

【病史】月经来时血量比较少，颜色比较淡，一至二天就停止，后来这半年来经量很少，有的时候只有一天。曾到当地妇科诊所治疗，也不见明显好转。干活时略有疲倦，时有乏力，血红蛋白有下降，曾在前年生育一胎。

【检查】数月不行，精神抑郁，烦躁易怒，胸胁胀满，瘀血内停，积于血海，冲任受阻，则少腹胀痛拒按。气机郁滞，气不能行血，冲任不通，则经闭不行。舌边紫黯，或有瘀点，脉沉弦或沉涩。血沉18mm/h，血红蛋白85g/L，类风湿因子弱阳性，肝功能正常。

【治疗】证属：气滞血瘀，瘀血内停。治宜：理气活血，祛瘀通经。方用：血府逐瘀汤。

处方：桃仁12g、红花12g、当归20g、生地黄30g、川芎15g、赤芍15g、白术20g、白芍20g、牛膝20g、桔梗20g、柴胡15g、枳壳15g、甘草10g。7剂水煎服，每日一剂，早晚分服。

服药后腰痛、腰酸、腰胀、干活时感觉很劳累。脉沉细，舌红燥，苔薄白干。又服中药七剂，加杜仲15g、黄芩15g、黄柏15g、阿胶15g，月经来潮，血量很少。到5月25日又服前方中药21剂，加延胡索、白术。6月5日，腹部还是有点疼痛，来月经两天，量很少，化验血红蛋白95g/L。

【备注】小腹疼痛灼热，带下色黄、脉数、苔黄，宜佐以清热化瘀，可于上方加黄柏、败酱草、丹皮。

【证析】产后已三年，这三年里劳动强度有点大，有的时候感觉比较累，以后就月经变少，人有虚弱感。方中用桃红四物汤活血祛瘀；牛膝补肝肾、强筋骨、活血通经、引火（血）下行、利尿通淋；柴胡疏肝理气；桔梗开宣肺气，祛痰排脓；甘草和中；干活时有点劳累，血红蛋白偏低，人比较虚弱，宜行血分瘀滞，解气分郁结，杜仲、黄芩、黄柏、阿胶有补血作用，人体虚弱用后能补上；三个月治疗后，月经量仍比较少，经过一段时间后血红蛋白110g/L，人精神好起来，月经也正常。

第九节 崩 漏

一、概述

崩漏既是妇科常见病，亦是疑难重症。指经血非时暴下不止或淋漓不尽，前者称崩中，后者称漏下。崩与漏出血情况虽不同，但二者常交替出现，故概称崩漏。早在《内经》便有“阴虚阳搏谓之崩”的记载，其说为后世医家研究崩漏奠定了理论基础。《金匮要略》有“漏下”“崩中下血”的记述，并指出有漏下、半产后续下血不绝、妊娠下血的不同情况。

崩漏是妇女月经病中较为严重复杂的一个症状，以青春期妇女、更年期妇女多见。多因血热、气虚、肝肾阴虚、血瘀、气郁等损及冲任，冲任气虚不摄所致。治崩要以止血为先，以防晕厥虚脱，待血少或血止后，可审因论治，亦即急则治其标，缓则治其本为原则。

二、诊断

崩漏是指月经的期、量发生紊乱，是月经不按周期而妄行，出血或量多如注，或淋漓不断，甚至屡月未有尽时。在月经疾病中，指的是月经先期、经期延长、月经先后无定期、月经量多等。崩漏主要根据病人的发病史、月经量的多少和化验而定。崩漏病特指月经周期紊乱，阴道出血如崩似漏的疾病，包括崩中和漏下。多见于青春期、更年期妇女，检查未发现肿瘤等病变。崩漏以外的其他疾病出现阴道非正常性出血者，常有：①阴道出血量多，小腹部扪及肿块者，多为石瘕。②确诊妊娠后出现阴道出血，可见于胎漏或异位妊娠。③产后阴道出血，量多者分为新产出血、血崩、晚期产后出血，量少淋漓不尽者，为产后恶露不绝。

三、医案

医案1：清热固经汤加减治崩漏

钱某某，女，38岁，慈溪市人。2010年3月30日初诊，生育一胎。

【病史】发病前流产、腹痛、腹胀，来月经时经血非时淋漓，日久不净，血色深红质稠，口渴烦热，或有发热，小便黄，大便干结。持续时间约两月，用中药及西药治疗不见好转，有的时候白带较稀。慈溪医院诊断为崩漏。

【检查】体温37.5℃，五官端正，气管居中，人体消瘦，肝脾无肿大。烦热，口渴，苔黄，脉洪数。血沉19mm/h，血红蛋白100g/L，妇科检查有稀少白带。

【治疗】证属：热邪内蕴，迫血妄行。治宜：清热凉血，止血调经。方用：清热固经汤加沙参。

处方：黄芩15g、柴胡15g、焦山栀20g、地榆20g、藕节20g、沙参15g、生地30g、阿胶10g、龟甲10g、牡蛎15g、陈棕炭15g。7剂水煎服，每日一剂，早晚分服。

服药后腰痛、腹胀、腰酸、干活时感觉很劳累，有时好转，体温下降。脉洪数，舌红燥，苔有点黄。又服中药七剂，月经来潮，血量很多，来经时血色有点变淡。血沉18mm/h，血红蛋白102g/L，血压145/87mmhg。4月18日又服中药20天，来月经的时候血量减少，大约6天才干净，血色淡红。又服中药15天，血沉15mm/h，妇科检查白带较少，B超正常。5月14日来经时复查正常。

【备注】苔黄腻，少腹疼痛者，加蚕砂以清热除湿止血，黄柏清热燥湿止血。实热耗气，兼见少气懒言神疲者，加党参以益气。

【证析】崩漏是指妇女非周期性子宫出血，其发病急骤，暴下如注，大量出血者为“崩”；病势缓，出血量少，淋漓不绝者为“漏”。3月是清明前，也是比较寒冷的时候，参加生产劳动容易发生这种病，也是比较常见的。方中的黄芩、焦山栀、地榆、藕节清热止血；沙参益气，并与生地同滋阴血；阿胶养血止血；龟甲、牡蛎育阴敛血；陈棕炭收涩止血。寓滋阴敛血于清热凉血之中，使热除血止。症兼少腹及两胁胀痛，心烦易怒，脉弦者，为肝经火炽，宜清肝泻热。加柴胡疏肝，夏枯草清肝热，益母草化瘀血。这个患者来月经的时候血量较多，我们诊断为崩漏，她的药方在治疗上还没有改过。对实热崩漏还是有一定的效果，用药后来月经的时候恢复正常。

医案2：右归丸加减治崩漏肾虚

王某某，女，32岁，杭州市人。2014年3月2日初诊。

【主诉】行经时血量很多，经期约12天。

【病史】在洗浴室上班，每天中午12点钟到晚上。平时来月经还是比较正常，3~5天。近两月月经量比较多，不会干净，有的时候血色比较红稠。到药店买当归胶囊吃不见效。今年二月来月经时比较长，血比较多，算起来12天才干净。到浙江省第一医院诊断是崩漏。

【检查】经血色淡质清，畏寒肢冷，面色晦黯，腰腿酸软，小便清长，经来量多或淋漓。舌质淡，苔薄白，脉沉细。

【治疗】证属：肾阳虚弱，封藏不固。治宜：温肾固冲，止血调经。方用：右归丸加减。

处方：制附子12g、麻黄15g、杜仲15g、菟丝子15g、巴戟天15g、鹿角胶5g、熟地30g、山萸肉15g、枸杞15g、山药15g、黄芪30g、覆盆子15g、赤石脂15g。5剂水煎服，每日一剂，早晚分服。

病人约10天后来复查，自我感觉腰有点酸、胀，有的时候没有力气，很想睡觉。方用右归丸7天，正好快要来潮。服药后病人感觉暖和一些，腰酸、胀有所好转，人感觉有力一点。月经时血量还是很多，到10天以后才干净。用前方21天，到5月10日左右又来潮，血量明显减少，只有7天就干净了。去麻黄，加鹿角胶9g、巴戟天20g，又服中药15天。间断停一两天，来月经时血量明显减少。

【备注】若为年少肾气不足加紫河车、仙茅、仙灵脾。肾阳虚，脾阳失煦，症兼浮肿、纳差、四肢欠温者加茯苓、砂仁、生姜。

【证析】崩与漏虽出血情况不同，但发病过程中两者常互相转化，如崩者血量渐少，可能转化为漏，漏势发展又可能变为崩，故临床多以崩漏并称。青春期和更年期妇女多见。方中的制附子、麻黄温补命门之火，以强壮肾气；杜仲、菟丝子、巴戟天温补肾阳；鹿角胶温肾气养精血，固冲任；熟地、山萸肉、枸杞补养精血；山药补脾固气；加黄芪补气摄血，覆盆子、赤石脂固肾涩血。该病人在浴室上班，体内湿气比较重，每天沉浸在水湿中，连续已三年。这次来月经量比较多，比较大，持续时间比较长，治疗以温阳补肾气、养精血为主。虽用了二个月该方也没有改，这方的效果是可观的。

医案3：固本止崩汤加减治崩漏

白某某，女，33岁，江苏苏州市人。2013年5月10日初诊。

【主诉】阴道不规则出血不止2月余。

【病史】去年12月生过一女孩，产后2月后来月经，行经血量还算正常，到第3个月血量偏多不止，时轻时重不得愈。人有怕风怕冷，关节里面酸痛。在江苏苏州医院服了中药、西药不见好转。

【检查】经血量多淋漓不断，色淡质稀薄无块，面色萎黄，头晕心悸，纳呆便溏，手足灼热，口干不欲饮，舌质淡，苔白润，脉沉细弱。B超提示子宫附件无器质性功能病变。血压120/81mmHg，血沉20mm/h，血红蛋白80g/L，白带可见真菌。

【治疗】证属：气不摄血，气阴两虚，血虚内热。治宜：补气摄血，固冲止崩。方用：固本止崩汤加减。

处方：焦白术30g、黄芪25g、熟地20g、人参10g、当归15g、黑姜炭10g、丹皮15g、地骨皮15g、地榆炭20g、棕炭15g、女贞子20g、旱莲草15g。5剂水煎服，每日一剂，早晚分服。

配用：黄体酮20mg/日，肌注3天；妇宁片4~8mg/日，持续用了5天。补血糖浆，一次30ml，早晚各一次，连续服用15天。

服药5剂后头晕、心悸有所减轻，纳呆、便溏好转，崩漏还是继续。在前方的基础上加仙鹤草、三七粉，再服中药5剂。10天后病人感觉还是和以前一样，血量比较多，血色像有稠块，怕风怕冷，前方中去地骨皮、棕炭、黑姜炭，加麻黄、附子、川芎、天麻。服了5剂中药后，病人感觉明显好转，感觉到热一些，血量也减少，查血红蛋白90g/L，血沉18mm/h。为了早点回家，配中药10剂，

【备注】若为年少肾气不足，加紫河车、仙茅、仙灵脾。肾阳虚，脾阳失煦，症兼浮肿、纳差、四肢欠温者加茯苓、砂仁、生姜。

【证析】《诸病源候论·漏下候》认为，崩中之病是因“冲任之气虚损，不能制其经脉，故血非时而下”所致。产后妇女忧思过度，饮食劳倦，损伤脾气，气不摄血，冲任失固，不能制约经血而成崩漏，《妇科玉尺·崩漏》亦云:“思虑伤脾，不能摄血，致令妄行。”故治疗以补气摄血，固本止崩为大法。《傅青主女科》治疗崩漏名言:“该方妙在全不去止血，而惟去补血，又不止补血，而更去补气; 非惟补气，而更去补火。”方中重用白术以扶脾; 人参、黄芪补气培元，取气能生血之意; 黑姜炭温中止血，引血归经，助脾统血，补火使血不凝滞，随气速生; 诸药合用调和阴阳，补气养血，以固其本; 本固气旺，自能固经摄血，不止血而血自止矣。配用了黄体酮、妇宁片等，又连用了补血药使人体逐步补血。

医案4：逐瘀止崩汤加减治崩漏

沈某某，女，35岁，福建福州市人。2012年10月7日初诊。

【主诉】阴道间断点滴出血不止2年多。

【病史】近2年多来，因阴道间断点滴出血，在当地医院确诊为“功能性子宫出血”，中药、西药治疗效果不明显。持续2年多时间，头晕、头昏、乏力，化验检查血红蛋白75g/L，到附近医院妇科检查基本正常。生育1男孩。

【检查】经量少，色紫有血块，小腹阵阵隐痛，胃纳欠佳，面色萎黄，心悸，倦怠，懒言。舌质淡紫，舌苔白润，脉沉细弦。妇检及B超提示子宫附件无器质性功能病变。白带可见真菌。

【治疗】证属: 脾失健运，瘀血内停。治宜: 补血活血，祛瘀生新。方用: 逐瘀止崩汤加减。

处方: 当归20g、川芎15g、三七10g、五灵脂20g、茜草15g、丹皮20g、艾叶10g、乌贼骨10g，没药6g，煅龙骨15g、煅牡蛎15g、阿胶12g。5剂水煎服，每日1剂，早晚分服。

配用: 黄体酮20mg/日，肌注3天; 安宫黄体酮8~16mg/日、妇宁片4~8mg/日，持续用了10天。补血糖浆，一次30ml，早晚各一次，连续服用15天。

服药后头晕、心悸、纳呆、便溏还是明显，崩漏仍继续。上方基础加仙鹤草、三七粉、人参，再服中药5剂，加硫酸亚铁糖衣片，二片一次，一天三次。正好这时来月经，量有点多，持续6天干净，住院一连服15天中药。头昏、头晕、乏力好转。来经时减少。带中药20剂回家。

【证析】因经血黏稠，必将成瘀；脉弦多为肝不条达之脉，肝气郁结极易致瘀血；单相基础体温为无排卵型月经，此时子宫内膜呈增生或增生过长的改变，增生的内膜可视为瘀血；出血时间过久，离经之血留滞也将成瘀。崩漏属瘀血者，现临床较多见。其原因可能与见血止血以致过用酸、涩及炭药等收敛药物，导致滞邪留瘀，或过服寒凉止血之剂，冰伏血分而致瘀有关。另外，久病不愈及人工流产、不全流产均能导致瘀血内停。方中三七、丹参、五灵脂、川芎、当归能行血消瘀，又能止血，服之使恶血去，新血生，血归经而漏止；当归、阿胶、丹参、艾叶养肝血，补肾精，使精血足，冲任固，经自调；崩漏日久必致气血亏虚，故在使用行瘀药的同时，应伍以固涩药以防行之太过，用乌贼骨、煅龙骨、煅牡蛎即是此意。

第十节 经期乳房胀痛

一、概述

由于行经前或正值经期、经后，出现乳房作胀，或乳头胀痒疼痛，甚至不能触衣者，称"经行乳房胀痛"。多由七情内伤，肝气郁结，气血运行不畅，脉络欠通，或因肝肾精血不足，经脉失于濡养所致。半数以上的妇女，月经来潮前有乳房胀满、发硬、压痛；重者乳房受轻微震动或碰撞即可胀痛难受，原有的颗粒状或结节感更加明显。这是由于经前体内雌激素水平增高，乳腺增生，乳腺间组织水肿引起的。

青春期乳房胀痛：一般在9岁~13岁时发生，初潮后，胀痛会自行消失；经前期乳房胀痛：有许多女性在月经来潮前有乳房胀满、发硬、压痛的现象；重者乳房受轻微震动或碰撞就会胀痛难受。这是由于经前体内雌激素水平增高，乳腺增生，乳房间组织水肿引起的。月经来潮后，上述变化可消失；孕期乳房胀痛：一些妇女在怀孕40天左右的时候，由于胎盘大量分泌雌激素、孕激素、催乳素，致使乳腺增大，而产生乳房胀痛，重者可持续整个孕期，建议及时检查排除乳腺炎的可能性。

产后乳房胀痛：产后3天~7天常出现双乳胀满、硬结、疼痛。这主要是由于乳腺淋巴潴留,静脉充盈和间质水肿及乳腺导管不畅所致;人工流产后乳房胀痛:这些因为妊娠突然中断,体内激素水平骤然下降,使刚刚发育的乳房突然停止生长,造成乳腺肿块及乳房疼痛;性生活后乳房胀痛:这与性生活时乳房生理变化有关。性欲淡漠或者性生活不和谐者,因达不到性满足,乳房的充血、胀大就不容易消退,或消退不完全,持续性充血会使乳房胀痛。

二、诊断

乳房胀痛随月经周期反复发作,经后多逐渐消失。若乳房有结节或肿块,月经后不能消失的,要排除"乳腺增生症"或"乳房恶性病变"的可能,要定期检查及早防治。肝气郁结:恚怒忧思,郁结伤肝,肝失条达,经行阴血下注冲任,冲脉隶于阳明而附于肝,乳头属肝,乳房属胃,肝气失疏,乳络不畅,遂致经行乳房胀痛。肝肾阴虚:素体阴虚,或久病失血伤津,经行则阴血愈虚,肝肾精血益感不足,乳络失于濡养,因而经行乳房胀痛。在临床上我们要依据乳房胀痛进行诊断。

三、医案

医案1:柴胡疏肝散加减治乳房胀痛

刘某某,女,35岁,江西人。2011年5月12日初诊。

【主诉】经前乳房胀痛或乳头痒痛3月余。

【病史】经前乳房胀痛,乳头发痒,有肿块、压痛,胸胁胀满,烦躁易怒,到当地医院服西药和中药不见好转。育有一子。

【检查】形体消瘦,五官端正,气管居中,甲状腺无肿大,心肺无殊。经前乳房胀痛或乳头痒痛,痛甚不可触衣,疼痛拒按,经行小腹胀痛,经行不畅,色黯红,舌红,苔薄,脉弦。血沉20mm/h,白带可见真菌。

【治疗】证属:肝气郁结,疏泄失司。治宜:疏肝理气,通络止痛。方用:柴胡疏肝散加减。

处方:柴胡15g、枳壳15g、炙甘草10g、白芍20g、川芎15g、七叶一枝花15g、黄芩12g、香附12g、陈皮12g、川楝子12g、王不留行10g。5剂水煎服,每日一剂,早晚分服。

配用:七叶一枝花、滴水珠各2g打碎碾成细末,用醋调匀,涂抹痛处。一天二次,连用五天。

服药后乳房胀痛好转,脉弦,舌苔较少,舌质红。继用中药5天,中药外敷痛处,每天二次,胀痛缓解,十天后化验血沉15mm/h,B超有轻度脂肪肝。妇科检查白带见真菌，加制霉菌素2片，一天三次。次月经期乳房胀痛有所好转，乳房周围比较软，又服前方中药和七叶一枝花、滴水珠外用，到第三个月来月经时自己感觉到乳房胀痛已好转。

【备注】若乳房有结块痛甚者，酌加夏枯草、海藻以软坚散结；肾虚腰痛者，酌加菟丝子、续断、杜仲。

【证析】肝气郁结，疏泄失司，气血不畅，肝司冲脉，经前冲气偏盛，冲气循肝脉上逆，肝经气血壅盛，乳络不畅，“不通则痛”，故乳房胀痛或乳头痛痒，疼痛拒按；肝气不舒，气机不畅，故烦躁易怒，胸胁胀满，经行小腹胀痛；肝郁气滞，冲任阻滞，故经行不畅，色黯红。舌红，苔薄，脉弦，也为肝郁气滞之证。方中柴胡、川楝子疏肝解郁调经；枳壳、香附、陈皮理气行滞消胀；白芍有补血柔肝、平肝止痛，敛阴收汗等功效；甘草缓急止痛；川芎行血中之气，配以王不留行通络行滞。诸药合用，能疏肝之郁，通乳之络，故乳房胀痛可消。加中药七叶一枝花和滴水珠打碎碾成细末，用醋调匀，涂抹痛处有消炎、镇痛的作用，连续用2个月，效果是比较明显的。

医案2：四物二陈汤加减治乳房胀痛

方某某，女，33岁，杭州市人。2010年5月12日初诊。

【主诉】经前或经期乳房胀痛2年。

【病史】平素经期乳房胀痛、压痛，时有胃部不适，在劳动干活时有加重，常服止痛药。诊断为月经期乳房胀痛，听闻余处中药效果尚可，故而前来诊治。育有一女。平时有胃病。

【检查】经前或经期乳房胀痛或乳头痒痛，痛甚不可触衣，胸闷痰多，乳房有3cm×2cm大小肿块，质较软。食少纳呆，平素带下量多，色白稠黏。腹部平软，肝脾无肿大，月经量少，色淡，舌淡胖，苔白腻，脉缓滑。血沉25mm/h，妇科检查正常，胃检查有胃溃疡。B超、心电图无殊。

【治疗】证属：胃虚痰盛，气机不畅。治宜：健胃祛痰，活血止痛。方用：四物二陈汤加减。

处方：当归20g、赤芍15g、川芎15g、生地30g、陈皮15g、半夏10g、茯苓30g、海藻15g、红花15g、香附15g、丹皮20g、甘草10g。5剂水煎服，每日一剂，早晚分服。

配用：新鲜七叶一枝花、滴水珠各2g打碎碾成细末，用醋调匀，涂抹痛处。一天二次，连用五天。

服药一周后来月经，有乳房胀痛、压痛，脉滑，舌苔白腻，来月经时痛的比较明显。滴水珠和七叶一枝花打碎碾成细末，敷到乳房周围，病人感觉有点发凉,有点痒。又服中药如前5天,再用外敷的药,血沉20mm/h。第二次来月经的时候乳房胀痛、肿块大小同前,又用中药5天加黄芩15g、黄柏10g、天麻12g,外敷中药同前,服药后乳房胀痛好转,肿块减少。继服中药15天,症状基本消除。

【备注】肾气不足用紫河车、仙茅、仙灵脾、补骨脂: 肾阳虚,脾阳失煦,症兼浮肿、纳差、四肢欠温者加山楂、茯苓、砂仁、生姜。

【证析】胃虚痰盛,气机不畅,经前或经期冲气偏盛,夹痰上逆,壅阻乳络,“不通则痛”,故经前、经期乳房胀满而痛,或乳头痒痛; 痰湿壅滞中焦,中阳不振,运化失职,故胸闷痰多,食少纳呆; 痰湿下注,损伤带脉,带脉失约,故平时带下量多,色白黏腻; 痰湿阻于冲任,气血运行不畅,故经行量少色淡。方中陈皮、半夏、茯苓健胃祛痰; 当归、赤芍、川芎、红花活血祛瘀、通络; 生地、丹皮凉血行滞; 香附疏肝理气; 海藻软坚散结。共奏健胃祛痰,理气活血,通络散结之效; 第二个月经期症状同前,加黄芩、黄柏、天麻有清热燥湿、泻火解毒、止血安胎的作用,这些药在我们风湿病当中也用得很多。

第十一节 经期发热、疼痛

一、概述

经期或行经前后发热称“经行发热”,亦称“经来发热”。每遇经行前后或正值经期出现身体疼痛者,称为“经行疼痛”。以伴随月经来潮而周期性发热、身痛来辨证,以调气血、和营卫为原则。气血虚弱者,养营和血; 因于寒湿者,则温阳散寒除湿。在妇产科学中把发热与身痛分为另一章,先把二者合并在一起。

阴虚型: 经期或经后午后发热,五心烦热,咽干口燥,两颧潮红,经量少,色鲜红,舌红,苔少,脉细数。

肝郁型: 经前或经期发热,头晕目眩,口苦咽干,烦躁易怒,乳房、胸胁、少腹胀痛,经量或多或少,经色深红,舌红,苔微腻,脉弦数。

血瘀型: 经前或经期发热,乍寒乍热,小腹疼痛拒按,经色紫黯,夹有血块,舌紫黯或舌边有瘀点,脉沉弦或沉涩有力。

血虚型: 经行时肢体疼痛麻木,肢软乏力,月经量少,色淡质薄,舌质淡红,苔白,脉细弱。

血寒型: 经行时腰膝关节疼痛,得热痛减,遇寒疼甚,经行量少色黯,或有血块,苔薄白,脉沉紧。

二、诊断

经行发热原因很多，情况也比较复杂，外感、内伤均可导致，需要医生针对不同患者具体分析。兹不赘述。

三、医案

医案1：柴胡当归汤加减治经期发热

方某某，女，23岁，杭州市人。2012年2月9日初诊。

【主诉】行经伴有发热3天。

【病史】患者平素娴静寡言，月经向来提早，拖延日期颇长，2011年8月开始，经水20天一转，经行时兼发高热，并有胸满，胁胀，甚至呕吐的症状，经历10日，经净后发热亦退，成为规律。发热渐次加重，在杭州某医院诊治时，曾测得体温高至39℃，心烦头眩，面红目赤，甚则昏厥，移时方醒。未婚。

【检查】来诊时临经前期，精神不舒，胸闷胁胀，口鼻干燥。五官端正，气管居中，甲状腺无肿大，心肺肝肾正常。血沉18mm/h，白细胞8×10^9/L，月经时血色鲜红，每次来经4天。脉象沉数，舌苔较白，口干舌燥。

【治疗】证属：肝郁气滞、肝火上扰。治宜：疏肝清热、平肝息风。方用：柴胡当归汤加减。

处方：柴胡15g、青皮15g、陈皮10g、当归20g、赤芍20g、枳壳15g、制香附10g、炙甘草10g、白术20g、川厚朴10g、青蒿20g、黄芩10g。5剂水煎服，每日一剂，早晚分服。

服药时月经来临，热势燔盛，口鼻燥热，犹如喷火，头目眩晕，五剂药吃完后月经已经干净，体温也就降下来。第二次来月经的时候又有发热，39℃左右，脉象沉数，舌苔薄白，继服中药5剂，加七叶一枝花、金银花、钩藤清热泻火，服药自觉症状好转。到第三次来月经时体温37.5℃，第四次来月经的时候继服中药5剂，体温正常。

【备注】肾阳虚，脾阳失煦，证兼浮肿、纳差、四肢欠温者加山楂、茯苓、砂仁、生姜。病人体温较高可以用消炎药和退热药。

【证析】患者素来性格沉静，有不如意事抑郁于怀，肝郁则气滞。在经期中这种现象更为显著，肝脉络于胆，散布于胁间，所以常见胁胀，木郁则横逆，因此兼见胸闷呕吐，相火附于肝木，木郁日久易于化火，引起发热；火性上炎，故头目眩晕，甚则昏厥。方中的柴胡、青皮、陈皮透表泄热，疏肝解郁，升举阳气。病人用柴胡来祛热消热；当归、赤芍、枳壳补血、活血、调经止痛、润燥滑肠；

制香附、白术、川厚朴、青蒿、黄芩清热燥湿，泻火解毒，止血，安胎；炙甘草益气补中、缓急止痛、调和诸药；到第二个月又加了七叶一枝花、金银花、钩藤来清热解毒。年龄只有23岁，未婚，月经期发热，用此药能降，后加入这些中药；用该药方到第四个月后经期体温正常。

医案2：养血祛风散加减治经期发热身痛

王某某，女，18岁，金华市人。2013年7月12日初诊。

【主诉】行经时发热疼痛五天。

【病史】经期关节酸痛，经后酸痛缓解，今年3月经期发热，经量较少，体温38℃，不来月经时关节无红肿。未育。

【检查】食少纳呆，平素带下量多，色白黏稠。经行时腰膝关节疼痛，得热痛剧，遇热痛甚，行经时热更重、经量少色黯。腹部平软，肝脾无肿大，血沉25mm/h，妇科检查正常，胃镜检查有胃溃疡，B超、心电图无特殊。月经量少，色淡，舌淡胖，苔白腻，脉缓滑。

【治疗】治宜：养血祛风，散热除痛，行经活血。方用：养血祛风散加减。

处方：黄芪30g、当归20g、柴胡15g、鸡血藤30g、桂心15g、薤白10g、独活20g、牛膝20g、桑寄生20g、白术20g、炙甘草10g。5剂水煎服，每日一剂，早晚分服。

服药时月经来临，体温38.5℃，肢体关节疼痛，月经过后关节疼痛好转，服上述中药五天，有所好转，体温下降到37.5℃，外敷中药一天二次。第二次行经的时候又有发热，体温37.5℃左右，血沉20mm/h，其他检查正常。来诊，脉象沉数，舌苔偏黄，继服中药5剂，加白花蛇舌草、金银花、钩藤清热泻火，自觉症状好转，随诊复查体温正常，关节不痛。

【备注】发热比较高的用新鲜金银花、白花蛇舌草、柴胡各2g打碎碾成细末，用醋调匀，涂抹其周处。一天二次，连用五天。肾阳虚，脾阳失煦，症兼浮肿、纳差、四肢欠温者加山楂、茯苓、砂仁、生姜。

【证析】该病人发病年纪尚轻，在经期发热，体温升高，月经过后体温就正常了，发热时身体有热感，腰膝关节疼痛。经行量少，色黯有块。苔薄白，脉沉紧。方中用黄芪、当归以益气养血、补血，血通了肌肤就通畅，关节不痛；柴胡、白术、炙甘草健脾益气，寓气生血长之义，柴胡也是发热的病人常用的，有了它体温就降下来，该药的用量是关键，药量用得对，体温就降得快，药量用不对，就达不到治疗目的；桂心、薤白、独活温阳散寒止痛；牛膝、桑寄生补肝肾；鸡血藤活血通络。后加了白花蛇舌草、金银花、钩藤等药对病人有一定的好处，清热解毒、调节免疫力，是治病的根本。

第十二节 经期泄泻

一、概述

每值经期前后或经期，大便溏薄，甚或清稀如水，日解数次者，称为“经行泄泻”，亦称“经行而泻”。若大便稀薄，脘腹胀满，多为脾虚之候；若大便清稀如水，每在天亮前泻，畏寒肢冷者，多为肾气虚寒所致。治以健脾温肾为主，这种情况在临床上还是比较多见的。

在行经期泄泻有脾虚、肾虚之分。脾虚：素体脾虚，经行时气血下注血海，脾气益虚，脾虚失运，湿浊随脾气下陷而为泄泻。肾虚：禀赋肾虚，命门火衰，经行时经水下降，肾气亦感不足，脾失温煦，至成泄泻。

二、诊断

有慢性腹泻，经行而发作尤甚者的，亦属本病范畴。若经期偶然因饮食不节或伤于风寒，而致泄泻者，则不属本病论述范围。脾虚：月经将潮或正值经期，大便溏泄，脘腹胀满，纳差神疲，或面浮肢肿。经行量多，经色淡红，质稀。面色黄，唇舌淡红，苔白，脉细缓。肾虚：经前或正值经期，大便泄泻如水样，常于五更天亮前泄泻。腰酸膝软，头晕耳鸣，畏寒肢冷。月经可后期，经色淡，质稀。舌淡苔白，脉沉迟。

三、医案

医案1：参苓白术散加减治经期泄泻

陈某某，女，33岁，温州市人。2009年3月18日初诊。

【主诉】每值经期，大便泄泻一年。

【病史】每值经期，大便泄泻，日有四至五次，腹部发胀，肠鸣，嗳气多，上次月经提前十天，量多有块，此次月经于3月15日来潮，今未净。到院用治疗腹泻药仍不见好转。医院诊断为“经期泄泻”。育1子，6岁。月经一直正常。

【检查】面色较白、五官端正、腹部平软，肝脾无肿大，腹痛腰酸，大便常规有白细胞，大便比较稀，血沉15mm/h，血常规正常，B超、心电图、胃镜检查无殊。舌苔薄白、腻，根微剥，脉象沉细。

【治疗】证属：脾肾阳虚，肝气横逆。治宜：温补脾肾，止吐止泻，疏肝调气。方用：参苓白术汤加减。

处方：党参20g、白术20g、茯苓30g、炙甘草10g、菟丝子15g、补骨脂20g、山药20g、木香10g、砂壳5g、艾叶5g。5剂水煎服，每日一剂，早晚分服。

服药后，腹胀减轻，嗳气多，大便仍稀，一日一至二次，舌苔薄白腻，脉沉。前方中药去茯苓、山药，加炮姜、吴茱萸、狗脊、橘皮。服药后腹部仍胀，肠鸣辘辘，大便仍稀，一日一至二次，口渴。继服前方中药去炮姜、补骨脂、吴茱萸，加姜炭、桑寄生、山药。此次月经周期正常，于4月13日来潮，五天净，量色正常，下腹仍痛，经期泄泻或少，仅一次，平时大便亦较正常，一日一至二次，有时成形，右胁时作痛，寐则盗汗，病情有所好转，继服前方10天。

5月22日来诊，末次月经5月6日来潮，五天净，量较多，色先黑后暗红，经后下腹疼痛减轻，大便泄泻未止，日二至三次，肠鸣，白带较多。前方中药加大枣、升麻炭、巴戟天、黄芪。服药后月经于6月2日来潮，五天净，量较前减少，色红，下腹疼痛亦减，大便次数明显减少，一至二日一行，但不成形，关节酸楚。为巩固治疗，继服前方中药30剂。

【备注】肾气不足、腰酸背疼可用杜仲、仙茅、仙灵脾，也可用何首乌打成细粉，每次5g，一天二次。脾阳失煦、纳差、胃口不好者加山楂、麦谷芽、砂仁、生姜。

【证析】有些病人产后腹泻，大便稀薄，按照中医的理论认为是脾虚或肾虚所致，腹泻的时候腹痛、腹胀，用了抗感染的西药不见得有效果。用参苓白术汤治疗后病人自愈，这也是临床当中比较多见的。方中党参、白术、茯苓健脾渗湿，用中药来温补脾肾，这样就将补脾补肾联络在一起；巴戟天、补骨脂、菟丝子、狗脊温肾扶阳，在方子中有这样温肾的药，补阳的药；吴茱萸、山药温中和胃，有些一段时间的腹泻会感觉到脾胃有些虚弱，用这种药来健脾益胃，胃气健康，人的饮食就好了；炮姜温经止血、温中止痛；桑寄生补肝肾，强筋骨；橘皮理气调中，燥湿化痰，大便就不会稀溏了。

医案2：健固四神汤加减治经期泄泻

行某某，女，44岁，安徽人。2011年9月12日初诊。

【主诉】经期泄泻三个月。

【病史】经期腹泻，每日四五次，到晚上半夜三更的时候大便比较溏泄，便后舒畅一点。这三月来经时症状比较明显，经后就发生比较少，到当地医院治疗，用抗感染的药也未见好转。生育两女。

【检查】食少纳呆，平素带下量多，色白稠黏。腹部平软，肝脾无肿大，经行大便泄泻，或天亮前泄泻，腰膝酸软，头昏耳鸣，畏寒肢冷，经色淡，质清稀，舌淡苔白，脉沉迟。血沉23mm/h，妇科检查正常，胃检查有胃溃疡。B超、心电图无特殊。

【治疗】证属：肾阳虚衰，命火不足。治宜：温肾扶阳，暖脾固肠，固涩止泻。方用：健固四神汤汤加减。

处方：党参20g、白术20g、茯苓30g、薏苡仁30g、肉豆蔻15g、五味子15g、吴茱萸15g、巴戟天15g、补骨脂15g、杜仲15g、牛膝15g。5剂水煎服，每日一剂，早晚分服。

该病正好是来月经的时候腹泻，服药五天左右腹泻次数有所减少，每次来月经的时候每天二到三次，大便来的时候比较稀。第二个月经期又开始腹泻，一天三到四次，继服前方中药去炮姜、补骨脂、吴茱萸，加姜炭、桑寄生、山药。服后大便仍稀，一日一至二次，口渴。平时大便亦较正常，一日一至二次，有时成形，病情有所好转，继服前方10剂。

【备注】有浮肿、纳差、四肢欠温者加山楂、茯苓、砂仁、生姜。健脾胃，脾胃健了就通，通则不痛，可用木通、黄芩、黄柏、白术、白芍。

【证析】体质衰弱，阳气日渐下降，终致肾阳不足而成。泄泻日久，肾阳虚衰，命火不足，不能上温脾阳，水湿下注，是以泄泻，或天亮前作泻。阳虚经脉失于温煦，则畏寒肢冷。腰为肾之府，肾主骨、生髓，脑为髓海，肾虚则头晕耳鸣，腰膝酸软。肾阳虚衰，不能温养脏腑，影响血之生化，故经色淡而质清稀。舌淡苔白，脉沉迟，均为肾阳虚衰之候。方中以党参、白术、茯苓、薏苡仁健脾渗湿，到晚上半夜三更的时候大便溏泄，应当固脾渗湿，也就是说人体比较虚弱；巴戟天、补骨脂温肾扶阳；吴茱萸温中和胃，吸收功能好，脾胃健，身体就好，营养就丰富；肉豆蔻、五味子固涩止泻。使肾气得固，脾气健运，湿浊乃化，泄泻自愈。

第十三节　经期吐衄、口糜

一、概述

每值经前或经期吐血或衄血，有规律性的称“经行吐衄”，又称“倒经”“逆经”。该病相当于西医学中的代偿性月经。每值临经或经行时，口舌糜烂，每月如期反复发作者，称“经行口糜”。有虚证与实证之分，以清降逆火、引血下行为大法，或滋阴降火，或清泄肝火来治疗。

中医认为有：①肝经郁火：素性抑郁，或恚怒伤肝，肝郁化火，冲脉隶于阳明而附于肝，经行时冲气旺盛，冲气挟肝气上逆，火炎气逆，灼伤血络，血随气升，故上逆而为血衄。②肺肾阴虚：素体阴虚，经行时冲气旺盛，气火上逆，灼肺伤络，络损血溢，以致吐衄。

二、诊断

每逢月经周期出现吐血或衄血，经净后便逐渐停止。经血逆行，治疗应本着“热者清之”“逆者平之”的原则，以清热降逆、引血下行为主，不可过用苦寒克伐之剂。口糜发病与月经有关，每伴随月经周期反复发作，经净则渐愈。在中医临床上是以阴虚火旺、胃热熏蒸之分。

三、医案

医案1：清肝引经汤加减治经期吐衄

王某某，女，35岁，上海市人。2008年3月10日初诊。

【主诉】每次行经时都有衄血，连续一年。

【病史】经前或经期吐血、衄血，量较多，色鲜红，心烦易怒，两胁胀痛，口苦咽干，头晕耳鸣，尿黄便结，月经提前，经量少。劳动或干活时月经量较多，一年来治疗未见明显好转。育一女，3岁。经期4~7天。

【检查】面色较白，五官端正，腹部平软，肝脾无肿大，腹痛腰酸。月经量较多。鼻部五官科检查：鼻腔黏膜有出血点；妇科检查：会阴部有充血，其他正常；血沉17mm/h，血常规正常，B超、心电图、胃镜检查无特殊。舌红苔黄，脉弦数。凝血时间基本正常。

【治疗】证属：肝经郁火，热扰冲任。治宜：疏肝清热，引血下行。方用：清肝引经汤加减。

处方：当归20g、白芍20g、生地30g、丹皮15g、栀子15g、黄芩20g、川楝子20g、茜草20g、牛膝20g、白茅根20g、甘草10g。7剂水煎服，每日一剂，早晚分服。

配用：水蛭粉2g，每天一次。

服药后，月经量减少，腹痛腰酸有所好转。4月15日月经时又服中药10剂，中药加三七粉5g，服中药后血量比较少。鼻部、咽喉曾有充血、发痒；血沉18mm/h，出凝血时间正常；第三次月经时又服中药加三七粉5g，中药在月经前5天又开始服，月经和以前差不多，血色较淡红，来经5天。到第四次月经时没服中药，来经出血量少，四天月经干净。

【备注】小腹疼痛者，为瘀阻胞中，加桃仁、红花以活血祛瘀止痛。

【证析】有的女孩在月经来潮期间，或月经前后两三天内，可以出现周期性的吐血或鼻出血，几天后可自行停止，这种现象多是由精神因素引起。有相当一部分女孩月经初潮时，自己不知道是怎么回事，因而精神紧张，不知所措，加上行经期间可有下腹胀痛等。肝经郁火，值经前或行经之时，挟肝火上逆，热伤阳络，血随气升，故吐血、衄血，量较多而色红。热扰冲任，则经期亦屡超前。因吐血、衄血较多，故行经量少，甚至不行。两胁为肝经所布，肝气郁结，则两胁胀痛；肝郁化火，则心烦易怒，口苦咽干；肝火上扰则头晕耳鸣；热灼阴津，则尿黄便结。方中当归、白芍养血柔肝；生地、丹皮凉血清热；栀子、黄芩清热降火；川楝子疏肝理气；茜草、白茅根佐生地以增清热凉血之功；牛膝引血下行；甘草调和诸药；后又加了三七粉，每剂中药都有止血的作用，这样配起来有效。

医案2：熟地生地汤加减治经行口糜

王某某，女，39岁，诸暨市人。2008年8月19日初诊。

【主诉】行经时口腔溃疡、糜烂8个月。

【病史】月经前后头顶痛，口舌生疮，口腔糜烂，胃纳差，平素血压偏低，月经周期常提前四五天，量中等，末次月经7月10日，经水已干净；到中心医院口腔科用维生素B_2和抗感染药治疗不见好转。有梅尼埃病史，曾足月顺产两胎。

【检查】面色较黄，五官端正，腹部平软，肝脾无肿大，腹痛腰酸，口腔有溃疡，有些糜烂，小便常规：白细胞（+），有上皮细胞；血沉8mm/h；B超、心电图、胃镜检查无特殊。舌质淡红，苔薄白，脉细弱。

【治疗】证属：血虚肝旺，虚火上炎。治宜：补肾养肝，健脾益气。方用：熟地生地汤加减。

处方：熟地30g、生地30g、女贞子20g、怀山药15g、党参20g、太子参20g、黄芩15g、黄柏10g、七叶一枝花15g、甘草10g、生龙骨5g。5剂水煎服，每日一剂，早晚分服。

配用：冰硼散一瓶，蜜调外涂口舌溃烂处；益母草冲剂每次二包，一天二次；水蛭粉2g，一天一次；服药后口舌生疮较前减轻，但头痛仍剧，至今未止，继用冰硼散外用在口腔溃疡处，血沉10mm/h；

9月19日月经干净二天，修改前方为：熟地30g、生地30g、黄芩15g、黄柏10g、七叶一枝花15g、黄精20g、枸杞15g、白芍20g、怀山药20g、杭菊花15g、钩藤30g。中药10剂，口服，继续外用冰硼散、益母草冲剂、水蛭粉，连用十天。用后病人感觉溃疡有明显缩小；等到第三个月月经时又用中药十剂，溃疡、糜烂的地方缩小，用外用的药后恢复正常。

【备注】产后口腔溃疡还是有点多的，有的人经常发作，很难治愈，用药的剂量可以加大一点，生地、熟地、怀山药、黄芩的剂量可以加大；也有炎症的病人七叶一枝花的剂量可以用到20g，也可以把七叶一枝花碾成细粉涂在溃疡处。

【证析】生过小孩子后的妇女出现口腔溃疡、糜烂，系由于血虚肝旺，虚火上炎所致。民间医生用中草药打成粉敷患处，也可以清热解毒的七叶一枝花、银花；用木香、白术、白芍、黄芩碾成细粉涂到溃疡处；该病人前方用了后病人感觉到有些好转，后又修改了方子去掉了太子参、党参、甘草、生龙骨等有点补的中药。方中的熟地、生地、黄芩、黄柏、黄精有滋阴泻火，把人体里面的虚火泄掉，黄芩在方中是不可缺少的，剂量由10g开始用到20g，有一定作用；七叶一枝花是清热解毒的，也是很实用的，经常有人到山里面去采集七叶一枝花，该药从40~50元/公斤涨到现在800元/公斤，这也说明此药比较难找，用后能消除口糜。

第十四节　经前期综合征

一、概述

经前期综合征是指妇女在月经周期的后期表现出的生理和情感方面的不适，与精神疾病无关，并在卵泡期缓解，在月经来潮后症状自行消失。常见症状有烦躁易怒、失眠、紧张、压抑以及头痛、乳房胀痛、颜面浮肿等，严重者可影响妇女的正常生活。从经前期综合征的临床症状看，该病是育龄妇女发病率较高的疾病之一。经前期综合征是一种生理和社会心理等综合因素导致的一种女性疾病。

二、诊断

诊断主要根据病人病史和家族史。由于许多病人有情绪障碍及精神症状，故要特别注意这方面的情况。①在前3个月经周期中周期性出现至少一种精神神经症状，如疲劳乏力、急躁、抑郁、焦虑、忧伤、过度敏感、猜疑、情绪不稳等；和一种躯体性症状，如乳房胀痛、四肢肿胀、腹胀不适、头痛等；②月经周期的黄体期反复出现，在晚卵泡期必须存在一段无症状的间歇期，即症状最晚在月经开始后4天内消失，至少在下次周期第十二天前不再复发；③严重程度足以影响病人的正常生活及工作。

Mortola（1992）提出了定量法（按症状评分），他通过3年时间，前瞻性调查分析了170例经前期综合征妇女及无症状对照组，在情绪、行为、举止方面等，最常见精神症状12种、最常见的躯体症状10种，它们依次为：疲劳乏力（反应淡漠）、易激动、腹胀气及四肢发胀、焦虑、紧张、乳房胀痛、情绪不稳定、抑郁、渴求某种食物、痤疮、食欲增加、过度敏感、水肿、烦躁易怒、易哭、喜离群独处、头痛、健忘、胃肠道症状、注意力不集中、潮热、心悸及眩晕等。

三、医案

医案1：逍遥白芍散加减治经前期综合征

吴某某，女，30岁，江苏人。2014年8月15日初诊。

【主诉】经前头晕、乳房胀、小腹胀已2年。

【病史】近2年来每于经前7~10天，有头晕、乳房发胀，小腹胀，手足发麻等症状，极易感冒怕冷。经后即渐恢复，每次月经前均如此，曾行妇科检查，未见异常。睡眠尚好，末次月经为7月23日。育一男一女。

【检查】体型比较瘦，五官端正，气管居中，两肺有少量干性啰音。腹部平软，大小便顺畅。血压159/80mmHg、血沉15mm/h，妇科检查：白细胞（+），上皮细胞（+），红细胞（±），脉弦细，舌苔微黄。

【治疗】证属：肝郁气滞，血虚络阻。治宜：养血疏肝，理气通络。方用：逍遥白芍散加减。

处方：当归20g、炒白芍15g、川芎15g、柴胡15g、黄芩15g、甘草10g、山药15g、炒白术20g、茯苓30g、猪苓20g、泽泻15g、路路通15g、络石藤15g、马尾连10g。10剂水煎服。早晚分服。

配用：天麻片一盒，一天三次，一次二片。五味子糖浆一瓶，一天三次，一次20ml。

服药后月经于8月23日来潮，经前期自服药后头晕、乳房发胀，小腹胀，手足发麻，而且极易感冒怕冷有明显好转，未出现上述症状，症状改善。后继服前方中药10剂后症状基本消失，继服天麻片一盒，每次二片，一天三次。

【备注】火盛者加龙胆草、栀子以泻肝火，或重用炒白芍以平肝，但以养育肝阴为主，兼以清热抑肝为辅，不宜过用苦寒之品，以免化燥耗阴。

【证析】该病是血虚肝郁，气滞络阻。肝郁气滞，气血不畅，经络壅滞，见乳胀及小腹胀。气郁脉络不通，筋脉失养，故有手足麻木。气郁化火，上攻头目，故有头晕。又因平素血虚，营卫失和，外卫不固，故易感受外邪，而且自觉怕冷。方中的当归、川芎、白芍养血柔肝；柴胡疏肝解郁，基层老百姓随着生活水平的提高，很多人都到中药店去买当归、川芎保健身体；黄芩、马尾连清热泻肝；山药、炒白术、茯苓、甘草健脾和胃；猪苓、泽泻健脾利湿；络石藤、路路通活血疏通经络，以助调和气血；配合中成药天麻片会有一定的好处。

医案2：增液赤芍汤加减治经前期综合征

张某某，女，38岁，广州人。2010年9月15日初诊。

【主诉】经前乳胀、头痛、精神抑郁10年。

【病史】素有痛经，周期性发作，婚后渐有经前乳胀，头痛，精神抑郁，心烦心悸，咽痛，便艰，面色萎黄，结婚后10年不孕。前后到广州市中医院等地去治疗，症状无明显好转。

【检查】体型瘦弱，面色苍白，五官端正，气管居中，腹部平软，肝脾触诊未见肿大。乳胀、头痛、精神抑郁，心烦心悸，咽痛，便艰，面色萎黄。脉象弦细而数，舌红苔黄腻。血沉15mm/h，白细胞：5.3×10^9/L，盆腔检查：子宫偏小。输卵管造影摄片：左侧输卵管显影通畅，右侧通而不畅。现周期将近，预兆明显。

【诊断】证属：肾阴虚弱、肝郁火旺。治宜：清热养阴，疏肝润肠。方用增液赤芍汤加减。

处方：生地15g、熟地15g、丹皮20g、赤芍15g、川楝子20g、桑椹15g、枸杞子15g、沙参15g、麦冬15g、全瓜蒌15g、柏子仁15g、枳壳12g。5剂水煎服。每日一剂，早晚分服。

配用：五味子糖浆一瓶，每日三次，一次20ml。天麻片一瓶，一天三次，一次二粒。

药后乳胀即瘥，经量中等，腹痛已缓解，大便通润，神疲纳呆，脉细数，舌红，苔黄腻。制川朴5g、姜川连10g、炒白术20g、薏苡仁20g、全瓜蒌15g、柏子仁15g、枳壳10g、二至丸20g（包煎），服药后湿热减轻，诸恙均瘥，纳可便润，调方为：生地15g、熟地15g、枸杞子15g、桑椹15g、沙参15g、麦冬15g、炒白术20g、白芍20g、全瓜蒌15g、柏子仁15g、丝瓜络12g、路路通20g、枳壳10g。服药后虚热渐减，两次行经已无经前乳胀，亦无腹痛。

【备注】纳差、纳呆加健胃消食片、山楂、鸡内金。

【证析】该患者的临床症状为乳胀、头痛，性情郁怒。一般发作在行经前3~7天，或月经周期中即开始有预感，经行乳胀即消，余症亦减，于是到下次经前重复发作，如此有规律和有周期性的延续数年。《内经》云："肝病者，两胁下痛引少腹，令人善怒"，说明病在肝与冲任，发病和情志不悦有一定影响，但情志不悦不是引起本症的主要因素，而是其中一个致病因素。治疗以疏肝理气为主。患者月经偏多，肾阴不足，肝经火旺，如于经前服疏肝理气药，恐使经来提前、月经量多，则阴更虚而火愈盛。今以增液汤加减，养血柔肝，并予疏肝清肠之品，腑行通润，郁火自降。常见的经前期综合征在工作过程当中是比较多的，看病过程当中有些女人讲了自己的症状，但不知道自己是经前期综合征，树立治病信心、了解症状就能够消除这样的病症。

第十五节 绝经前后诸症

一、概述

妇女在45~55岁前后，肾气由盛渐衰，天癸由少渐至衰竭，冲任二脉气血也随之衰少，在此生理转折时期，受内外环境的影响，如素体阴阳有所偏胜偏衰，素性抑郁，宿有痼疾，或家庭、社会等环境改变，易导致肾阴阳失调而发病。"肾为先天之本"，又"五脏相移，穷必及肾"，故肾阴阳失调，每易波及其他脏腑，而其他脏腑病变，久则必然累及于肾，亦可累及心、肝、脾等多脏、多经，致使本病证候复杂。

这些证候常交替出现，发作次数和时间无规律性，病程长短不一，短者数月，长者可迁延数年以致十数年不等。相当于西医学中的更年期综合征，双侧卵巢切除或放射治疗后双侧卵巢功能衰竭的患者。近年来随着人民生活水平的提高，更年期综合征随着年龄的增加其发病率也在逐渐增加。

二、诊断

妇女在45~55岁左右就开始出现月经周期不规律，有的早一点，有的迟一点，到55岁绝经前后出现烘热面赤，进而汗出，精神倦息，烦躁易怒，头晕目眩，耳鸣心悸，失眠健忘，腰背酸痛，手足心热，或伴有月经紊乱等症状，称"绝经前后诸症"，又称"妇女绝经前后的症状"。随着社会的发展，生活水平的提高，有的人绝经期较前推迟一些。

该病常见的有肾阴虚和肾阳虚。肾阴虚：素体阴虚血少，经断前后，天癸渐竭，精血衰少，复加忧思失眠，营阴暗损，或房事不节，精血耗伤，或失血大病，阴血耗伤，肾阴更虚，脏腑失养，遂致经断前后诸症发生。肾阳虚：素体虚弱，肾阳虚衰，经断前后，肾气更虚，复加大惊卒恐，或房事不节，损伤肾气，命门火衰，脏腑失煦，遂致经断前后诸症发生。

三、医案

医案1：天王补心丹加减治绝经前后诸症

方某某，女，50岁，江苏人。2012年7月10日初诊。

【主诉】行经期前后不一，长的55天，短的20天。

【病史】平素月经正常，50岁时月经周期不固定，20~50天不等，月经量比较少，手足心发热，胃口不好，身体不适，易怒。到卫生院去就诊自诉月经不来潮，用黄体酮等西药也不见好转。生育一男一女。

【检查】体胖，五官端正，气管居中，两肺干性啰音。腹部平软，四肢皮肤有少量的红斑，有时较痒。血压159/80mmHg，血红蛋白90g/L，血沉18mm/h，其他指标均正常。脉略浮，舌苔干，比较燥，大小便顺畅。

【治疗】证属：肝肾阴虚，木郁化火，脾胃失和。治宜：滋阴泻火，平肝和胃，健脾和胃。方用：天王补心丹加减。

处方：酸枣仁15g、柏子仁10g、当归20g、天冬15g、麦冬15g、生地30g、人参10g、丹参20g、玄参20g、云苓20g、五味子15g、远志肉15g、桔梗15g、浙贝母10g，五剂水煎服。早晚各一次。新鲜铁皮枫斗晶10g、桃仁10g打碎，碾成细粉，每次10g，一日二次。

服药五天后，加中成药，病人感觉手足心发热，胃纳差，身体舒服一些。自认为中药效果尚可，继服中药10剂，来月经时间40天，月经量比以前多，脉还是有点浮，舌苔比较湿润一点。血压145/85mmHg，血红蛋白100g/L，血沉15mm/h。又服中药10剂后停服。

【备注】白带增多，用黄芩、白花蛇舌草、七叶一枝花、黄芪、淡竹叶、黄柏。纳差、纳呆加山楂、鸡内金，健胃消食片也可用。

【证析】余1977年到溪华乡卫生院上班时，曾有患者王某来诊，亦主诉手足心发热，月经迟早不一，有时感觉面部像火烧一样，这种症状就是快要绝经了，当时我也没有良药。该症状由阴亏血少，心肾之阴不足所致。虚烦少寐，心悸神疲，皆由阴虚血少、阴虚阳亢而生。方中重用生地，一滋肾水以补阴，水盛则能制火，一入血分以养血，血不燥则津自润，是为主药；玄参、天冬、麦冬有甘寒滋润以清虚火之效；丹参、当归用作补血、养血之助；以上皆为滋阴补血而设。人参、茯苓益气宁心；酸枣仁、五味子酸以收敛心气而安心神；柏子仁、远志、朱砂养心安神；为补心气，宁心安神而设。桔梗、浙贝母是农村常种的，一般老百姓都知道这种中药，用这中药能够补肺润肺，减少咳嗽也是比较常用的；两相配伍，一补阴血不足之本，一治虚烦少寐之标，标本并治，阴血不虚，则所生诸症，乃可自愈。

医案2：二仙川芎汤加减治绝经前后诸症

王某某，女，45岁，浙江萧山人。2010年8月12日初诊。

【主诉】月经来潮时间不定近两月。

【病史】近两月行经周期不固定，前的只有25天，后的有50天。来经的时间持续二天左右。生育女孩二个。

【检查】身体比较瘦弱，面色苍白，五官端正，气管居中，腹部平软，肝脾触诊未见肿大。头晕耳鸣，腰痛如折，腹冷阴坠，形寒肢冷，小便频数，带下量多，月经不调，量少，色淡质稀，精神萎靡。舌淡，苔白滑，脉沉细而迟。血沉18mm/h，白细胞3.8×10^9/L。

【诊断】证属：肾阴阳两虚。治宜：补肾扶阳、祛寒祛风、滋肾养血。方用二仙川芎汤加减。

处方：仙茅15g、仙灵脾15g、当归20g、红花12g、丹参20g、川芎15g、黄芩15g、黄柏15g、知母15g、巴戟天15g、菟丝子15g、生龟甲10g、女贞子15g、生地20g、玄参20g。5剂水煎服。新鲜铁皮枫斗晶10g，取下后水浸加核桃20g，加益母草30g打碎，一天二次服。

服中药后十天，自己感觉腰疼好转一些，人也能站起来走路。有的时候感觉有心慌、气短、手足心发热，又加丹参30g、当归25g、红花15g、川芎18g，加大活血药的剂量，再加滋阴泻火的麦冬15g，又服十天，手足心发热明显好转，在劳动过度的时候感觉疲倦。中药服了20天后腹部、腰部疼痛，第二天就来月经了，经量比较多一点，持续来了三天，后又继服前方中药十天。加新鲜铁皮枫斗晶、核桃肉打碎，一连用了一个月。

【备注】腹痛、白带增多用白花蛇舌草、七叶一枝花、淡竹叶、黄柏、黄芩；胃口不好、胃口欠佳加健胃消食片，山楂、鸡内金。

【证析】有的女性到45~55岁，即将停经，性激素、雌激素分泌减少，影响女性的新陈代谢。在性激素分泌减少时，某些女性要出现一系列症状，且自我感觉症状很多。实际检查的异常结果很少。像王某就是感觉经期不定，迟早不一。方中仙茅、仙灵脾、巴戟天、菟丝子、生地补肾扶阳；二仙是我们常用中药中的两种，他里面有温阳、扶阳的作用；生龟甲、女贞子、当归、丹参、红花滋肾养血，女贞子是冬青树当中的一种籽，这种籽到冬天以后有养血滋肾的作用，也是临床当中不可缺少的一味中药；知母、黄柏滋肾阴而泻相火；肾阴阳双补，使肾阴肾阳恢复平衡，经断前后诸症才能好转。

第二章　带　下　病

一、概述

带下的量、色、质、味异常，或伴全身、局部症状者称为带下病。随着社会的改革开放，卫生条件的不断好转，健康长寿的人也在增多，白带病的发病率在减少，主要依赖于早期诊断、早期发现。正常带下乃为肾气充盛，脾气健运，是任、带所约束而润泽于阴户的一种无色、质黏、无臭的阴液，其量不多。古人《沈氏妇科辑要笺正》引王孟英所说："带下女子生而即有，津津常润，本非病也。"至于经间期、经前期以及妊娠期带下稍有增多者，均属正常现象，不作疾病论。

带下病在《素问·骨空论》"任脉为病，女子带下瘕聚"。带下病有广义狭义两种。广义带下病，如《史记·扁鹊仓公列传》所称妇科医生为带下医。《金匮要略》亦谓："妇人之病，因虚、积冷……此皆带下"等。狭义的带下病《诸病源候论》始有记载。《校注妇人良方》认为"病生于带脉，故名带下。"在明清时代的妇产科著作对此记载尤详。《傅青主女科》以此列为首篇，他根据带下颜色的变化，也分析了白、黄、赤、青、黑五色带下的证治。

二、诊断

妇女白带量多，绵绵不断，或色、质、气味异常，或伴有全身症状者，诊断为本病。赤带应与经间期出血，经漏，脓浊带下与阴疮排出的脓液相鉴别。带下五色夹杂，如脓似血，奇臭难闻，当警惕癌变，应结合必要的检查以明确诊断。由于湿邪影响任脉、带脉，以致带脉失约、任脉不固所形成带下病。湿邪有内外之别，外湿指外感之湿邪，内湿指脾虚失运、肾虚失固所致之湿。以脾虚、肾虚、湿热三者来说。

脾虚：饮食不节，劳倦过度，思虑过多，情志抑郁，肝气乘脾，损伤脾气，运化失常，水谷之精微不能上输以化血，反聚而成湿，流注下焦，伤及任、带脉而为带下。肾虚：素体肾气不足，下元亏损，或房劳多产，伤及肾气，封藏失职，阴液滑脱而下；亦有肾阴偏虚，相火偏旺，阴虚失守，任、带脉不固，火旺迫之，带下赤白者。湿热：经行产后，胞脉空虚，如因摄生不洁，或因久居阴湿之地，或因手术损伤，以至湿邪乘虚而入，蕴而化热，伤及任、带，发为带下。亦有肝经湿热下注，或因热毒蕴蒸损伤血络，导致带下赤白者。

三、医案

医案1：银花萹蓄方加减治黄带下

陈某某，女，32岁，浙江温州人。2010年6月6日初诊。

【主诉】带下量多，色黄黏浊，臭秽难闻半年。

【病史】去年曾患“尿路感染”，症见尿频、尿痛、尿浊，好转后见带下量多，经后尤甚，色黄黏浊，臭秽难闻，恙延数月，治无明显效果。劳动后较重，在梅雨季节，天气热的时候更加明显。已婚未育。

【检查】人体消瘦，五官端正。伴见日晡烦热，脘腹痞闷，食不知味，腰背酸楚，少腹胀痛，口苦咽干，小溲赤热，尿道灼痛。血沉18mm/h，血常规正常。妇科检查：“宫颈糜烂”“阴道炎”。白带常规有白细胞（++），滴虫（++）。脉滑数，舌苔黄腻，周边薄白，舌质暗红。

【诊断】宫颈糜烂、阴道炎。

【治疗】证属：湿毒蕴蓄，注于下焦，壅滞气机。治宜：利水除湿，凉血解毒，散热开结。方用：银花萹蓄方加减。

处方：盐黄柏15g、银花20g、瞿麦穗15g、海金沙10g、车前子10g、滑石块15g、白萹蓄20g、川萆薢15g、冬葵子10g、粉甘草10g、白檀香15g、淮木通20g、干虎杖15g。5剂水煎服，每日一剂，早晚分服。

配用：蒲公英20g、吴茱萸3g、黄柏10g、蛇床子9g，布包、泡水、坐浴熏洗，每日三次，连用半月。灭滴灵21片，一次一片，一天三次。

服药后带下明显减少，潮热未发，腰酸脘痞，少腹掣痛，上症均有所好转。6月10日月经来潮，量少，色殷红，经行5天。白带还是多，色黄兼赤，少腹隐痛，小便赤短，尿道涩痛，继服前方中药10剂，血沉15mm/h，白带常规有白细胞（+），滴虫（+）。前方15剂后，病人自己感觉有明显好转，白带减少，臭味基本没有，肢体关节无红肿，外洗的中药连续用十天。

【备注】白带比较多可用蛇床子、淡吴茱萸、川黄柏、白花蛇舌草、七叶一枝花、红豆杉，布包，泡水坐浴熏洗，一日一次。

【证析】发病在6月比较热的时候，素有湿热内蕴，郁滞下焦。去年初发时有尿频，尿痛，继而带下黄赤，气秽难当。在中医《女科证治约旨》说：“因思虑伤脾，脾土不旺，湿热停蓄，郁而化黄，其气臭秽，致成黄带。”也就是湿热为带，咎在土虚木郁，该病人胸脘痞闷，纳谷不馨，少腹胀痛。湿热内蕴，津液为伤，故又见口苦咽干，小便短赤，尿道灼痛等症。方中的瞿麦、萹蓄、萆薢、冬葵子、海金沙、滑石、车前子利水除湿，该药用了后能使人体里面的湿气、邪气去掉，白带就会好转；黄柏、败酱草、银花、竹叶、木通等苦寒清热，凉血解毒，湿热清除，湿毒解除，人就会新鲜有力；白檀香入脾肺，理气止痛而利胸膈；荜澄茄入脾、肾、膀胱，止痛消食兼治淋疾，二药均属辛温，而一在上，一在下，佐用之意在于散热开结，畅利气机，非徒止痛，亦助通调水道，每在苦寒药队中佐用，而获捷效；还配合清热解毒的中草药熏洗，达到了治疗目的。

医案2：温肾培元方加减治白带下

王某某，女，28岁，江苏江阴人。2012年4月15日初诊。

【主诉】带下量多，质稀，终日淋漓不断三月。

【病史】去年结婚，婚后有“尿路感染”，症见尿频、尿痛、尿浊，治好以后白带比较多，质稀薄，自己感觉怕风怕冷，冷风吹来感觉不舒服。干活劳累后自觉症状明显，曾到江阴医院治疗未见好转。未育已婚，月经28天一次。

【检查】人体消瘦，五官端正。白带清冷，量多，质稀薄，终日淋漓不断，腰酸如折，小腹冷感，小便频数清长，夜间尤甚，大便溏薄，血沉21mm/h，尿微量蛋白25mg/L，白带常规有白细胞（++），滴虫（±）。舌质淡，苔薄白，脉沉迟。

【诊断】阴道炎。

【治疗】证属：肾阳不足，阳虚内寒，任脉不固。治宜：温肾培元，益精固肾，固涩止带。方用：温肾培元方加减。

处方：鹿茸15g、菟丝子20g、潼蒺藜15g、黄芪10g、肉桂10g、桑螵蛸15g、肉苁蓉20g、制附子15g、白蒺藜10g、紫菀茸10g。5剂水煎服，每日一剂，早晚分服。

配用：蒲公英20g、吴茱萸5g、黄柏10g、蛇床子10g，布包、泡水、坐浴熏洗，每日一次，连用十天。灭滴灵21片，一次一片，一天三次。

服药后带下明显减少，质比以前厚，腰酸脘痞，怕风怕冷有所好转。4月21日又继服中药5天，加白花蛇舌草、金银花各15g，服药后白带基本正常，经前白带是有的，月经后白带就比较少，血沉15mm/h，白带常规有白细胞（+）。腰痛也基本消失。外洗的中药连续用了半个月，洗后有明显效果。

【备注】白带比较多可用蛇床子、淡吴茱萸、川黄柏、白花蛇舌草、七叶一枝花、红豆杉，布包，泡水坐浴熏洗，一日一次。也可以用脸盆放入该药加水，下面高温蒸热，所释放出来的蒸气熏蒸十五分钟，连续用一周到十天。

【证析】该病人刚结婚，肾阳不足，阳虚内寒，带脉失约，任脉不固，故带下清冷，量多，滑脱而下。肾阳不足，命门火衰，不能下暖膀胱，故小便频数清长。不能上温脾阳，故大便溏薄。腰为肾之外府，肾虚失养，则腰酸如折。小腹为胞宫所居之外，胞络系于肾，肾阳虚衰，不能温煦胞宫，则小腹有冷感。方中的鹿茸、肉苁蓉温肾阳，生精髓，益血脉；菟丝子补肝肾，固任脉；黄芪补气；肉桂、附子温命门，补真火；潼蒺藜温肾止痛，白蒺藜疏肝泄风，紫菀茸温肺益肾，桑螵蛸收涩固精。第二次方时加白花蛇舌草后进一步清热泻火，解毒，这样效果更好。该病人用中成药后熏洗是比较好的，有温肾壮阳，益精固涩之力。

医案3：加味完带汤加减治白带下

方某某，女，31岁，安徽黄山人。2011年5月10日初诊。

【主诉】带下量多，臭秽三月。

【病史】患者今年正月开始有少量的白带，劳动后白带量增多，经治疗效果均不明显。近三月带下白物，如涕如唾，甚则臭秽，不能自止。已婚，生一女。月经28天。

【检查】人体消瘦，五官端正。白带清冷，量多，终日淋漓不断，腰酸如折，小便频数清长，甚则臭秽，血沉20mm/h，尿微量蛋白25mg/L，白带常规有白细胞（++），滴虫（±）。舌质淡，苔薄白，脉沉细。

【诊断】阴道炎。

【治疗】证属：湿盛火衰，肝郁气弱，脾精不守。治宜：大补脾胃，疏肝理气，健脾利湿。方用：加味完带汤加减。

处方：七叶一枝花15g、白花蛇舌草15g、金银花15g、白术20g、山药20g、人参8g、白芍20g、车前子15g、苍术15g、甘草10g、陈皮10g、黑芥穗15g、柴胡15g。5剂水煎服。

配用：蒲公英20g、吴茱萸5g、黄柏10g、蛇床子10g，布包、泡水、坐浴熏洗，每日一次，连用十天。灭滴灵21片，一次一片，一天三次。

服药后带下明显减少，质比以前厚，劳动后腰痛好转。5月16日又到医院改方，脉沉细，稍微偏好，舌苔较厚，月经净后，阴道排液量少、色白，呈糊状。在经间期卵巢即将排卵时，由于宫颈腺体分泌旺盛，白带增多，透明，微黏似蛋清样。中药去陈皮、黑芥穗，加黄芩、黄柏，又服5剂；灭滴灵，一次一片，一天三次；阴道冲洗，一天二次。10天药后病人感到白带稀少，比较稠厚。又服中药7剂，病人未再就诊。

【备注】白带比较多时，可将该药加水，烧热后所释放出来的蒸气熏蒸，每次十五分钟，连续用一周到十天。

医案4：加味逍遥散加减治青带下

张某某，女，38岁，广东广州人。2014年7月5日初诊。

【主诉】带下色青，如绿豆汁2个月。

【病史】患者劳累后有少量白带，经过一段时间后颜色变青，如绿豆汁，稠黏不断，其气腥臭。去看中医、西医，用中药泡水清洗，洗后感觉清爽一些，停用后反复。已婚，育一女。月经30天一次。

【检查】五官端正，气管居中，腹部平软。带下色青，稠黏不断，量不多，其气腥臭。腰酸如折，小腹冷感，小便频数清长，夜间尤甚。血沉18mm/h，尿微量蛋白18mg/L，白带常规有白细胞（++），滴虫（+）。舌质淡，苔薄白，脉沉迟。

【诊断】阴道炎。

【治疗】证属：肝经湿热，肝郁气虚。治宜：疏肝解郁，养血柔肝，益气补中。方用：加味逍遥散加减。

处方：茯苓30g、白术20g、白芍20g、柴胡15、茵陈20g、陈皮10g、栀子12g、甘草10g。5剂水煎服。

配用：蒲公英20g、吴茱萸5g、黄柏10g、蛇床子10g，布包、泡水、坐浴熏洗，每日一次，连用十天。灭滴灵21片，一次一片，一天三次。水蛭粉，一次2g，1天2次。

病人按上述方法口服加味逍遥散，还是感觉白带比较多，色青，劳累后更加明显，腰酸，月经净后，阴道排液量少、色白，呈糊状。在经间期卵巢即将排卵时，由于宫颈腺体分泌旺盛，白带增多，透明，微黏似蛋清样。继用灭滴灵，一次一片，一天三次；水蛭粉，一次2g，1天2次。加蒲公英30g、白花蛇舌草15g、龙胆草15g，连用5天，该药用后白带明显减少，从青色变淡，后继服中药10剂，病人好转，一连用了七天，后反应效果良好。

【备注】白带比较多可用蛇床子、淡吴茱萸、川黄柏、白花蛇舌草、七叶一枝花、红豆杉，布包，泡水坐浴熏洗，一日一次，连用7天。

医案5：山药易黄汤加减治黄带下

张某某，女，31岁，山东青岛人。2014年3月1日初诊。

【主诉】带下色黄，宛如黄茶浓汁，气腥秽1个月。

【病史】一月前因劳累，在月经后白带逐步颜色偏黄，大小便正常。口服消炎药不见好转。已婚，育一男孩八岁。月经30天。

【检查】五官端正，气管居中，甲状腺无肿大，心、肺听诊正常，肝、脾触诊正常。带下白带常规有白细胞（++），红细胞（±），滴虫（±）。舌质偏黄，苔薄白，脉不浮不沉。

【诊断】阴道炎。

【治疗】证属：肾虚有热，任脉湿热。治宜：固肾清热，祛湿止带。方用：山药易黄汤加减。

处方：山药30g、芡实30g、炒黄柏30g、车前子15g、白果10g、龙胆草15g、金银花15g、三白草15g、黄芩15g。5剂水煎服。

配用：苦参30g、百部15g、川椒15g、蛇床子30g、白头翁30g、土茯苓30g。用法上药加水3000毫升，煎沸后5~10分钟，去渣（药渣备作第二次用，一剂药可用二次），先熏后洗，共15分钟。坐浴时应将两腿分开，已婚妇女可用一小块纱布包好右手食指，然后伸入阴道口内，将前后左右穹隆内黏稠的分泌物反复排出。既能排出病原组织，又能使阴道口扩张，药液能较多的进入阴道内，连用3~6天，每日1~2次，每洗完后均应换洗内裤。

服中药5天后，配用外洗方每天一次，三天后病人感觉白带比以前少得多，阴道感觉比较干净一些，病人又继续洗3天。继服前方5剂，病人要回到山东青岛。查血沉17mm/h，尿微量蛋白18mg/L，白带常规有白细胞（±），红细胞（±），滴虫（±），脉不浮不沉。后复查良好。

【备注】白带比较多可用蛇床子、淡吴茱萸、川黄柏、白花蛇舌草、七叶一枝花、红豆杉等中药。

医案6：大黄利火汤加减治黑带下

平某某，女，35岁，河北邯郸人。2014年5月15日初诊。

【主诉】带下色黑，伴有腹部隐痛，腰部酸胀半年。

【病史】半年来，患者自觉腹部隐痛，腰部酸胀，来月经时夹白带下且白带颜色变黑，来月经时感到白带中夹有其他分泌物，干活劳累时病情加重。到河北中医院用中药5天，后来又用了补肾的中药不见病情好转，听说义乌新法风湿病医院治此病效果好，前来求诊。育一男一女，月经29天一次。

【检查】带下色黑，伴有腹部隐痛，腰酸如折，大便干结，口干且苦。血沉21mm/h，尿微量蛋白20mg/L，白带常规有白细胞（++），滴虫（±）。B超：未见子宫增大，脉有点浮，舌质白厚，苔厚。

【诊断】阴道炎。

【治疗】证属：阴虚火旺，煎熬阴津，火热蔓延。治宜：泻火存阴，活血化瘀，健脾化湿。方用：大黄利火汤加减。

处方：大黄10g、白术20g、茯苓30g、车前子15g、王不留行10g、黄连10g、栀子15g、知母20g、石膏30g、刘寄奴15g，五帖，水煎服。

配用：外阴痒加鹿衔草60g，地骨皮20g，神经性皮炎加食用醋半斤；外阴湿疹加石榴皮20g，明矾20g，连用一周。

服中药同时配用鹿衔草等中草药水洗，一天一次，饮食跟以前一样，没有忌口，一连用了五天，自己感觉到白带比以前好得多，颜色从黑到白。又服中药5剂，查：尿微量蛋白18mg/L，白带常规有白细胞（+），滴虫（±），血沉15mm/h，尿常规正常。又继服中药5剂，以后带中药20剂。

【备注】月经后白带比较少，白带常规有白细胞（+），可加山楂、黄芩、白术、黄柏等中药。

医案7：清肝止淋汤加减治赤带下

戴某某，女，27岁，杭州萧山人。2013年9月10日初诊。

【主诉】阴道间断流出红色液体，持续15天。

【病史】15天前在经间期，阴道间断流出红色液体，质黏稠，无其他异样。平素有月经后期，已婚未孕，月经28天一次。

【检查】面色红润，精神尚可，带下色红，似血非血，淋漓不断，腰酸如折，小腹冷感，血沉19mm/h，尿微量蛋白28mg/L，白带常规有白细胞（+），滴虫（±）。脉弦数，舌红苔薄黄。

【诊断】阴道炎。

【治疗】证属：肝火内炽，火重湿轻。治宜：清肝扶脾，凉血养血。方用：清肝止淋汤加减。

处方：白芍20g、当归20g、生地30g、阿胶10g、丹皮10g、黄柏15g、牛膝20g、香附5g、龙胆草15g、白花蛇舌草15g、小黑豆15g、沙参10g、女贞子10g。5剂水煎服。

配用：鸡肉200g（切块），白果15g，党参30g，白术20g，怀山药30g，茯苓15g，黄芪30g，煮汤，去药渣，饮汤食肉。每日1料。

口服中药及配合食疗后，带下明显减少，已不见红色液体，效不更方，继服前方中药5剂。查血沉15mm/h，白带常规有白细胞（+）。腰痛也基本消失。食疗方用了半月，用后无明显的效果。加灭滴灵，一次一片，一天二次；水蛭粉，一次2g，一天一次。中药如前7剂，上述症状好转，白带变白量少。

【备注】口干咽燥者，加麦冬12g、沙参10g、五味子10g；腰酸膝软者，加菟丝子10g、女贞子10g、牛膝20g；阴道灼热者，加丹皮10g、赤芍15g、麦冬12g。

第三章 妊娠病

第一节 胎动不安

一、概述

妊娠期出现腰酸腹痛，胎动下坠，或阴道少量出血者，称为“胎动不安”，又称“胎气不安”。就相当于西医学的先兆流产、先兆早产。胎动不安是临床常见的妊娠病之一，经过安胎治疗，腰酸、腹痛消失，出血迅速停止，多能继续妊娠。

素体阴血不足，或久病耗血伤阴，或孕后脾胃虚弱，恶阻较重，化源不足而血虚，血虚则冲任血少，胎失所养，而致胎动不安。辨证时要根据阴道出血的量、色、质及其兼症、舌脉等综合分析始能确诊。治疗方法以止血安胎为主，并根据不同的证型分别采用补肾、益气、清热等法。遣方用药时不宜过用滋腻、温燥、苦寒之品，以免影响气血的生化与运行，有碍胎儿发育。

二、诊断

发生在妊娠早期，类似于西医学的先兆流产。经过治疗出血迅速停止，兼症消失，多能继续妊娠。反之，若阴道出血逐渐增多，兼症加重，结合有关检查，确属胎堕难留者，切不可再行安胎，宜以去胎益母为要。本病若发生在妊娠中、晚期，则类似于西医学的前置胎盘，诊疗中应予以高度重视。主要机制是冲任不固，不能摄血养胎。常见分型有肾虚、气虚、血热等。

三、医案

医案1：寿胎丸加减治胎动不安

王某某，女，28岁，浙江东阳人。2000年3月15日初诊。

【主诉】妊娠期阴道少量出血、小腹胀一天。

【病史】2000年1月10日怀孕，孕65天，期间经常参加生产劳动，有时还干重活。1天前开始下腹胀痛，时有血出，到医院诊断是先兆流产，到我院寻求中药治疗。

【检查】人体消瘦，五官端正。妊娠期阴道少量出血，色淡质稀，头晕耳鸣，腰膝酸软，小便频数，舌淡，苔白，脉沉滑无力。血沉18mm/h，血常规正常。妇女检查子宫偏大，大小便正常。

【诊断】先兆流产。

【治疗】证属：冲任不固，血海不藏。治宜：补肾固冲，止血安胎。方用：寿胎丸加减。

处方：菟丝子15g、桑寄生20g、续断15g、阿胶10g、艾叶炭10g。5剂水煎服，每日一剂，早晚分服。

配用：民间习惯性流产患者可用苎麻根50g水煎服。也有的人采新鲜的苎麻根50~100g水煎服。把苎麻根打碎贴到小腹处，会减轻流产患者的腹痛，亦可止血。该病人上次中药用后也用了苎麻根5天，小腹不痛血止，后又参加生产劳动。

参加生产劳动大约一个月左右，下腹又有点痛，少量出血，人感觉到有点疲倦、劳累。血沉18mm/h，类风湿因子100IU/ml，病人又找来苎麻根先用100g，静脉输液3天，黄体酮针一次一支，一天两次。用后病人感觉小腹痛，后来参加劳动就比较少，在怀孕期间休息。

【备注】气虚下坠甚者酌加党参、黄芪益气安胎。白带较多可用蛇床子、淡吴茱萸、川黄柏、白花蛇舌草、七叶一枝花、红豆杉，布包，泡水坐浴熏洗，一日一次。

【证析】肾气虚冲任不固，血海不藏，故孕后阴道少量下血，色淡质稀；肾虚髓海不足，则头晕耳鸣，腰膝酸软；肾虚气化失常，膀胱失约，故小便频数。舌淡，苔白，脉沉滑无力，为肾虚之征。苎麻根是农村常见治疗先兆流产的偏方，在乡镇卫生院的时候经常遇到有人流产，我们就到田地里去找。方中菟丝子补肾益精、养肝明目；桑寄生补肝肾、强筋骨、祛风湿、安胎；续断固肾壮腰以系胎；阿胶、艾叶炭养血止血安胎。全方重在补益肾气，固摄冲任，肾气足则冲任固而胎漏自止。该病人也用了苎麻根，煎汤服用后胎动正常，第二次反复的时候又用了苎麻根，治疗效果很好。

医案2：加味阿胶汤治胎动不安

刘某某，女，25岁，浙江义乌人。2005年7月25日初诊。

【主诉】妊娠期阴道出血、小腹疼痛2天。

【病史】婚后三年未孕，今年6月15日发现怀孕。在厂里面干磨活，腰部活动比较大，有的时候会扭伤。二天前出现小腹疼痛并伴少量出血，到医院检查为先兆流产。当时用黄体酮肌注未见好转，到我院寻求中药调理。

【检查】人体消瘦，五官端正。妊娠期阴道出血，色深红或鲜红，质稠，小腹疼痛，心烦少寐，口渴饮冷，溲黄便结，面红唇赤，舌红，苔黄，脉滑数。血沉15mm/h，血常规正常。妇科检查子宫偏大，大小便正常。

【诊断】先兆流产。

【治疗】证属：邪热内盛，迫血妄行。治宜：清热凉血，固冲止血。方用：加味阿胶汤加减。

处方：阿胶15g、艾叶10g、生地30g、白芍20g、当归20g、杜仲15g、白术20g、黑栀子15g、侧柏叶15g、黄芩15g。5剂水煎服，每日一剂，早晚分服。

服药后小腹疼痛有所好转，阴道出血基本止住。继前方中药10剂后基本恢复正常。以后自觉疲倦、劳累，前方中药中加黄芪30g、党参30g，水煎服。

【备注】头晕乏力、白带比较多可用党参、黄芪、淡吴茱萸、川黄柏；有炎症性腹痛、腹胀可加白花蛇舌草、七叶一枝花、红豆杉。

【证析】邪热内盛，热扰冲任，迫血妄行，故阴道下血而色深红或鲜红，质稠；热扰心神，故心烦少寐；热伤津液，故口渴饮冷，溲黄便结；热邪上扰，故面红唇赤，舌红，苔黄，脉滑数。方中的黄芩有泻实火、除湿热、止血、安胎的作用。用于壮热烦渴，肺热咳嗽，湿热泻痢，黄疸，热淋，吐、衄、崩、漏，目赤肿痛，胎动不安，痈肿疔疮的治疗，我们治疗风湿病也比较习惯用黄芩。黑栀子、侧柏叶清热止血安胎；生地、白芍养血凉血安胎；杜仲味甘，性温，有补益肝肾、强筋壮骨、调理冲任、固经安胎的功效；白术补肾健脾以固胎；阿胶、艾叶养血止血安胎。全方有清热凉血、止血安胎之效。

第二节　子　　嗽

一、概述

指妊娠期中出现干咳，日久不止，甚则五心烦热，胎动不安的症状。多因平素阴虚，怀孕后血气又多聚于下部以养胎，阴精不能上承，肺阴亏损所致。如久咳不愈，可成痨嗽，称为“抱儿痨”。阴虚肺燥：素体阴虚、肺阴不足，孕后血聚养胎，则阴血愈亏，胎火上扰，热灼于肺，肺失濡润，遂发子嗽。痰火犯肺：素体阳旺，孕后胎气亦盛，两因相感，火乘于肺，壅阻于肺，遂发子嗽。

二、诊断

子嗽一证的发病，多因阴虚火旺或痰火上扰，以致肺失清肃而引起。阴虚肺燥型妊娠咳嗽，干咳少痰或痰中夹血丝，咽干口燥，手足心热，大便秘结。苔薄舌红，脉细滑数。痰火犯肺型妊娠咳嗽，痰咳不爽，痰黏黄稠，面红口干。苔黄腻，舌质偏红，脉滑数。

三、医案

医案1：生地四逆汤加减治妊娠咳嗽

刘某某，女，24岁，台州椒江人。2013年4月20日初诊。

【主诉】孕80天，咳嗽1周。

【病史】平素月经规则，周期28天，经期5天，末次月经性状如常。孕50余天时出现阴道出血，予中药保胎后血止。1周前患者出现咳嗽、咳痰，夜间咳嗽明显，难以平卧入睡，痰色黄，质黏，不易咳出。既往体健，否认药物过敏史及生育史。

【检查】五官端正，气管居中，胃纳可，寐可，尿色黄，大便干结，2~3天1次。咳嗽剧烈时感脐周及下腹痛，咽干痛，无鼻塞流涕，无畏寒发热，无阴道出血，血沉15mm/h，类风湿因子弱阳性。妇科检查：盆腔和阴道B超未见肿瘤。舌稍红，苔薄白，脉细。X光未见异常。

【治疗】证属：肝郁气滞，肝失条达。治宜：疏肝解郁，顺气止咳。方用：生地四逆汤加减。

处方：枳壳15g、炒白芍20g、柴胡15g、炙甘草10g、生地30g、玄参20g、麦冬20g、桔梗20g、川贝5g、芦根15g。7剂水煎服，每日一剂，早晚分服。

配用：川贝止咳糖浆2瓶，一日三次，每次20ml。阿莫西林胶囊，一日三次，一次2片。

服药后咳嗽、咳痰，色黄质黏，晨起喉间发痒，体温37.5℃。用前方中药加木蝴蝶5g，5剂。服药后咳嗽、咳痰明显好转，继服前方中药10剂，血沉、白细胞均正常。咳嗽、咳痰症状基本消除。

【备注】小便热痛甚者，酌加栀子、黄芩以清热解毒；热伤阴络尿中带血者，酌加炒地榆、藕节、大小蓟以凉血止血。

【证析】患者孕80天，咳嗽夜间明显，难以卧睡，痰色黄，质黏，不易咳出，咳嗽剧烈时脐周及下腹痛，伴咽干痛，辨为肝郁犯肺。肝郁气滞，肝失条达，气机不畅，日久郁而化火，循经犯肺而作咳。用经方四逆散为底，枳实、柴胡，一升一降，疏肝解郁，调畅气机；白芍敛阴养血柔肝，甘草调和诸药。加生地、芦根清热养阴，生津止渴，川贝、桔梗清热化痰，润肺止咳，木蝴蝶清肺利咽，疏肝和胃。服药后患者咳嗽减轻，故守上方巩固疗效。两侧颞部掣痛，两侧为少阳经循经部位，肝郁气滞，气机不畅，上扰清窍而作痛，木蝴蝶清肺利咽，疏肝和胃；在实际临床工作当中，咳嗽的人受气候变化的影响比较多，只要我们用中药的量是对的，治疗效果是比较好的。

医案2：加味四逆散治妊娠咳嗽

金某某，女，25岁，浙江衢州人。2014年7月23日初诊。

【主诉】咳嗽、咳痰伴声嘶1周。

【病史】怀孕4月余，定期产检无特殊。1周前患者无明显诱因出现阵发性咳嗽、咳痰，痰量多，色黄绿见血丝，难咳出，伴声音嘶哑，现患者连续咳嗽4夜，不能入睡，鼻衄，腹肌痛，已服用外院中药治疗(具体不详)，症状未明显缓解，未育。

【检查】五官端正，腹部平软，触诊未见腹部异常，胃纳可，夜寐欠安，大便结，小便调。舌淡红，苔薄白，脉细滑。

【治疗】证属：肺气失宣，热灼津液，热邪伤阴。治宜：疏肝养阴，化痰止咳，清化热痰。方用：加味四逆散加减。

处方：柴胡15g、白芍20g、枳壳15g、生甘草10g、生地黄30g、桔梗15g、竹沥(冲服)2支、芦根30g、桑白皮12g、青黛5g、冬瓜仁30g、浙贝母12g，3剂水煎服，每日一剂，早晚分服。

配用：半夏糖浆一瓶，一日三次，一次30ml。

病人服中药后三天，咳嗽明显好转，可以安睡，舌脉如上。中药守上方去浙贝，加枇杷叶10g，连用五天。服中药后咳嗽已基本消失，血沉15mm/h，血常规、红白细胞正常。

【备注】若感冒风寒者，加桔梗、苏叶、麻黄、川贝、前胡等；因痰饮者加枳壳、桔梗。

【证析】患者妊娠4月余，阵发性咳嗽、咳痰，痰多色绿，伴声音嘶哑，痰血鼻衄，便结寐差，为肺内郁热甚也。肺气失宣，金实不鸣，故见声嘶；热灼津液，炼化成痰，故见痰黄绿而黏稠；热伤血络，迫血妄行，血逸脉外，故见痰血鼻衄；热邪伤阴致卧不安，热结肠胃致大便难。其热从何来？"产前一盆火，产后一桶冰"，孕期营血亏虚，虚火内扰故而生热，此其一；孕期体弱，外感风邪，入里化热，肺为娇脏，当先受邪，此其二；情志不遂，肝郁化火，木火刑金，故见肺热，此其三。故本虚为实，肺热为标，治宜标本兼治，调畅肺气，清化热痰。以四逆散之柴、芍、枳、草，疏肝理气，调和肝脾，生地、芦根养阴润肺，竹沥、桔梗清热化痰；桑白皮宣泻肺热，冬瓜仁解毒排脓，青黛清肝泻火，浙贝散结除痰。全方均以凉润之品，息火救肺，用药轻灵，亦不损胎元。以求疏解肝气，清泻肝火，宣肺祛痰，滋阴润燥，达到平调阴阳，滋补肺金，复诊咳嗽好转，血证均除，可见热邪得解，故去除苦寒之浙贝，以苦而微寒的枇杷叶润肺止咳，修复损伤的肺络。

第三节 子 淋

一、概述

妊娠期间有尿频、尿急、淋沥涩痛者，称为“妊娠小便淋痛”，亦称“子淋”。主要机制是膀胱郁热，气化失司。常见分型有阴虚津亏，心火偏亢，下焦湿热三种。阴虚津亏：素体阴虚，孕后阴血愈亏，阴虚火旺，下移膀胱，灼伤津液，则小便淋沥涩痛。心火偏亢：素体阳盛，孕后嗜食辛辣，热蕴于内，引动心火，心火偏亢，移热小肠，传入膀胱，灼伤津液，则小便淋沥涩痛。下焦湿热：孕期摄生不慎，感受湿热之邪，湿热蕴结，灼伤膀胱津液，发为小便淋沥涩痛。

二、诊断

在妊娠期间发生尿道炎、膀胱炎、肾盂肾炎等泌尿系统感染的疾病。妊娠期间小便淋痛是临床常见的妊娠合并症。妊娠期间，尿频、尿急、淋沥涩痛者，称为“妊娠小便淋痛”，亦称“子淋”。诊断主要依据病人妊娠期间出现的临床表现。

三、医案

医案1：导赤清心汤治子淋

王某某，女，29岁，建德新安江人。2012年5月30日初诊，生育一胎。

【主诉】妊娠期间小便频数约半个月。

【病史】今年1月3日发现怀孕，怀孕期间小便频数，艰涩疼痛，尿量少，色深黄，面赤心烦。到当地医院就诊，诊为尿路感染，用药后不见明显好转。听说我院能治这个病，从建德到这里诊断为子淋。

【检查】体型较苗条，妊娠期间，小便频数，艰涩而痛，尿量少，色深黄，面赤心烦，心、肝、脾、肺、肾均正常。舌红，苔薄黄，脉细滑数。血沉25mm/h，血常规正常，白带色较深，有点枯干，已孕约五月。

【治疗】证属：心火偏亢，传入膀胱。治宜：清心泻火，润燥通淋。方用：导赤清心汤加减。

处方：鲜生地50g、黄芩15g、黄柏12g、茯神30g、细木通15g、麦冬15g、丹皮15g、益元散15g、淡竹叶15g、莲子心10g、童便15g，7剂，水煎服，每日一剂，早晚分服。

配用：柳氮磺胺吡啶肠溶片2片，一天三次；阿司匹林片1片，一天一次，连服半个月。

服药后腰痛、腰酸、腰胀、干活时尿频。脉细滑数，舌红赤，苔白。就用中药口服3天，杜仲15g、阿胶15g、七叶一枝花15g、金钱草20g。到6月10日又服中药后，尿频、尿急明显好转，仅在比较劳累的时候尿量会增加。又服中药5天，后小便清长，血沉15mm/h，类风湿因子阴性。

【备注】小便热痛甚者，酌加栀子、黄芩以清热解毒；热伤阴络，尿中带血者，酌加炒地榆、藕节、大小蓟以凉血止血。

【证析】心火偏亢，移热小肠，传入膀胱，故小便频数，艰涩而痛，尿少色黄；心火上炎，灼伤苗窍，则面赤心烦，口舌生疮。舌红，苔少，脉细滑数，为心火偏旺所致。"心移热于小肠"出自隋·巢元方《诸病源候论·血病诸候》："心主于血，与小肠合，若心中有热，结于小肠，故小便血也"。心脉属心经，下络小肠。小肠之脉属小肠经，上络于心，心属里，小肠属表。心与小肠通过手少阴心经与手太阳小肠经相互络属而形成表里关系。二者经脉相联，气血相通，在妇科病中比较常用。方中生地、黄芩、黄柏、丹皮凉血润燥以清心热；木通、竹叶、益元散、童便利水通淋以泻心火，如心火过旺时，除表现为口腔溃疡、舌疮外，还有小便短赤，灼热疼痛，甚至血尿等小肠热证和症候；对于"心移热于小肠"的治疗，既要清泻心火，又要清利小肠之热，相互兼顾，才能取得良好的疗效。麦冬、莲子心、茯神养心阴、清心火而宁心神。三剂药后加杜仲、阿胶、七叶一枝花、金钱草清热解毒、补血。这时候效果比较明显，尿频、尿急、腰痛就开始好转，在生理情况下两者相互协调，心气通于小肠，小肠之气亦通于心，在病理情况下相互影响。

医案2：加味五淋散治子淋

丁某某，女，35岁，上海市人。2013年5月15日初诊，生育一胎。

【主诉】妊娠三个月尿频、尿急、尿痛1周。

【病史】妊娠三个月后有尿频、尿急、尿痛等症状，有时还有发热、口干、咽干，经妇科检查后诊断为子淋。服中药和西药均不见效，故前来我处治疗。

【检查】妊娠期间，突感小便频急，尿色黄赤，艰涩不利，灼热刺痛，甚或腰痛,口苦咽干,渴喜冷饮,胸闷食少,面色黄垢,舌红,苔黄腻,脉滑数。湿与热搏,蕴结膀胱,气化不行,水道不利,故小便频急,尿色黄赤,艰涩不利,灼热刺痛;湿热伤肾,则致腰痛;湿热熏蒸于上,故口苦咽干,面色黄垢;湿困脾胃,则胸闷食少。血沉25mm/h,类风湿因子弱阳性,肝功能正常。

【治疗】证属:湿与热搏,蕴结膀胱。治宜:清热利湿,润燥通淋。方用:加味五淋散加减。

处方:黑栀子15g、赤茯苓30g、白茯苓30g、丹参20g、当归20g、白芍20g、黄芩15g、甘草梢15g、生地30g、泽泻20g、车前子15g、木通15g、滑石15g,3剂水煎服,每日一剂,早晚分服。

配用:制霉菌素1片,一天三次;诺氟沙星2片,一天三次,口服,连用15天。

病人服中药后三天,小便比较多,尿频、尿急,到妇科去检查,白带稀少,化验有淋菌+。又服中药7剂,小便比较清稀,腹部无痛,血沉18mm/h,类风湿因子弱阳性,血常规正常。继服中药半月,无尿频、尿急、尿痛,血沉15mm/h,去检查淋菌阴性。

【备注】若热盛毒甚者,酌加金银花、连翘、蒲公英以清热解毒;湿热灼伤阴络,尿中带血者,酌加大小蓟、侧柏叶、炒地榆以凉血止血。

【证析】方中的黑栀子清热解毒,凉血泻火;黄芩清热泻火;泽泻、木通、滑石、淡渗利湿通淋;茯苓、车前子具有祛痰、镇咳、平喘等作用;白芍、甘草养阴缓急以止淋痛;生地、当归、丹参凉血补血润燥而养胎。全方共奏清热利湿,润燥通淋之效。惟滑石滑利较甚,当归气味俱厚,易动胎气,尚须慎用。在以前临床当中经常有淋病患者,也是比较难治的,在这里就单用中药,很少用西药。近年来随着卫生条件的好转,淋病减少,怀孕三个月以后有淋病也是比较少的,但也可以用中药试试看。

第四节 子晕、子痫

一、概述

妊娠中、晚期出现头晕目眩,状若眩冒者,称为"子晕",也称"子眩"或"妊娠眩晕"。若于妊娠晚期或正值临产时或新产后,发生眩晕倒仆,昏不知人,手足搐搦,全身强直,双目上视,须臾醒,醒复发,甚或昏迷不醒者,称为"子痫",亦称"妊娠痫证",见于《诸病源候论》。子晕有轻重之分,重者往往是子痫的前驱症状。若不及时治疗,即可发展为子痫。

二、诊断

子晕：子晕往往是子痫之先兆症状，多发生于妊娠中、晚期，是比较严重的证候，应引起重视。其主要体征：血压可偏高，或水肿，或检查有尿蛋白。以肝阳上亢为主要证型，但有阴虚肝旺，脾虚肝旺之别。阴虚肝旺者，以头目晕眩为主症；脾虚肝旺者，以头胀眩冒伴面浮肢肿为主症，治疗分别予以养阴平肝、健脾利湿之法。

子痫：子痫在产前、产时或产后均可发生，临床以产前子痫最为常见，其次是产时子痫。往往有不同程度的子晕病史。在抽搐发作前常有头痛、眼花、胸闷、目瞀等症，血压显著升高（可达180/100mmHg），子痫发生时，水肿和蛋白尿进一步加重，小溲短小，甚或尿闭。须与癫痫相鉴别，子痫者，因妊而发，须臾醒，移时复作癫痫者，多有既往发病史，并非因妊而致，且系突然发作，临床检查并无高血压、蛋白尿和水肿等。

三、医案

医案1：钩藤汤合羚羊琥珀散治妊娠高血压

方某某，女，32岁，安徽黄山人，2013年5月8日初诊。

【主诉】头晕、眼花6周。

【病史】孕妇于妊娠初期无泛恶呕吐，至妊娠30周时，开始出现头晕、眼花，共6周。

【检查】五官端正，气管居中，甲状腺无明显肿大，口渴喜饮，肢体浮肿，大便干结，小便正常。血压150~200/110~130mmHg，尿蛋白（-）、ESR：25mm/h，体重53.5kg。到妇产科孕检基本正常。舌苔黄腻中剥，脉弦滑。

【诊断】中医诊断：子晕；西医诊断：妊娠高血压综合征。

【治疗】证属：肝阳上亢，内风欲动。治宜：平肝息风，泻肝清火。方用钩藤汤合羚羊琥珀散加减。

【处方】桑叶30g、菊花30g、钩藤15g、白芍15 g 、石决明15g、黄芩15g、夏枯草15g、当归15g。5剂水煎服，每日一剂，早晚分服。另羚羊琥珀散3g，分2次，早晚各1次。服药后仍头晕，口渴减，大便不干，舌苔糙黄，脉弦滑。血压150~200/100~130mmHg。

配方：羚羊琥珀散6g，白天每4小时服一次，一日共服四次。

汤散并用后，症状减轻，血压平稳，血压120~170/86~120mmHg，仍头晕，口渴，腰酸，饮食、睡眠、小便均正常，舌苔薄黄腻，脉弦滑，治以平肝宁心，祛风清热。钩藤30g、玄参15g、当归20g、桑寄生20g、菊花15g、黄芩15g、白薇15g、牛膝15g、丹皮10g、白蒺藜15g。5剂水煎服，每日一剂，早晚分服。服药后头晕稍减，血压偏高150~160/100~110mmHg，时觉烘热汗出，口干，舌淡苔黄腻，脉弦而有力。治以养血祛风、平肝清热。钩藤30g、玄参15g、当归20g、天麻10g、桑寄生20g、菊花15g、龙齿15g。5剂水煎服。

【备注】口干、咽干可加玉竹、玄参、麦冬来滋阴；头痛、头胀、麻木者可加天麻、忍冬藤。

【证析】若肝阳上亢，内风欲动，治以平肝息风、清热宁心之法。随着社会的发展，人民生活水平也在不断的提高，在产前、产后都要进行健康检查，产后高血压的病人在以前是比较多的，如果血压比较高就要吃降压药，该病用药以后能够控制的很好。在妊娠期我们诊断为子晕，这也是参照以前书中所写的，用钩藤汤加减，再加羚羊琥珀散治疗。方中的桑叶、菊花、钩藤、白芍、石决明、黄芩、夏枯草、当归，用了该方后能平肝息风、清肝泻火，也能降血压；经治疗后血压维持在130~170/94~120mmHg，体重减轻2.5kg，病情未再发展，于妊娠37周时，以药物加剥膜引产，平安分娩，产后又再调理，血压正常。

医案2：羚羊钩藤汤加减治妊娠高血压

陈某某，女，30岁，金华浦江人，2014年3月8日初诊。

【主诉】头晕目眩，心悸气短，面色潮红，肢体浮肿，手足麻木。

【病史】妊娠八月余时，头晕目眩，心悸气短，面色潮红，肢体浮肿，手足麻木。经某医院检查诊断为妊娠高血压综合征。数日来，自觉头昏眼花加重，耳鸣，夜卧不安。日前卒然仆倒，不省人事，双目直视，牙关紧闭，颈项强直，口流白沫，手足抽搐，自汗不止。即送某医院抢救后稍有转机，而抽搐频发不停，神志仍模糊不清，余前往会诊。

【检查】脉象弦大而滑，舌苔浮薄微干。平素肝肾不足，阴虚阳亢，精不养神，血不荣筋，以致血燥生风，手足抽搐，阳气不潜，上浮而为眩晕昏厥，逆为妊娠子痫重证。此病人为快要临产的病人。

【诊断】中医诊断：子痫；西医诊断：妊娠高血压综合征。

【治疗】证属：肝肾不足，阴虚阳亢，血燥生风。治宜：祛风宣络，养血育阴，潜阳镇逆。方用羚羊钩藤汤加减。

处方：羚羊角3g（磨水兑服）、双钩藤9g、当归15g、桑寄生15g、广木香4.5g、细生地12g、炒杭芍9g、茯神15g、云母石9g（煅）、生石决明12g、生龙骨12g、生甘草3g、竹茹6g、蛇胆陈皮末2支（分次调入）。5剂水煎服，每日一剂，早晚分服。

配方：生甘草15g、浮小麦30g、大枣5枚，煎汤泡服。

服药后神识稍苏，抽搐渐减，口干思饮，自汗时出。时常悲伤叹息，胸闷嗳气。有时烦躁不安，不思食，小便少，大便秘结。脉象弦大渐平，舌苔淡黄、微润。此为风势渐平，血不养肝，阴虚脏燥之象。

服药后，神志完全苏醒，抽搐已止。自觉精神倦怠，身软无力。二便已通，稍能静卧，能进少量饮食。仍有头昏耳鸣、心悸、自汗、胎动等症状。脉细弦带滑，舌苔薄黄有津。此病退气弱，血衰而不养胎，心神不足之候，续用下方调理：干地黄15g、当归15g、炒杭芍12g、炒枣仁15g、茯神15g、沙蒺藜15g、黑芝麻15g、桑寄生12g、菟丝子15g、浮小麦18g、小红枣12枚、广陈皮6g、生甘草3g。上方服5剂后，子痫已不再发，产后痊愈出院。

【备注】口干、咽干可加玉竹、玄参、麦冬滋阴；

【证析】“子痫”在妇科病中病例不多。治疗一方面要养血祛风，另一方面要镇静通络。古代医家云：“治风先治血，血行风自灭。”除具有水肿、血压高和蛋白尿等妊高征症状外，还有剧烈头痛、头晕、恶心呕吐、右上腹痛、胸闷，视力模糊、眼冒金星、忧虑、易激动等症状时，即可诊为“先兆子痫”，一旦发生抽搐、昏迷即诊断为“子痫”，子痫可以发生在产前、产时或产后1周内，多数发生在产前。在书写医案的过程当中，像这样的病人是比较少的，我们只能把她作为典型病例介绍。方中以羚羊角、钩藤清热凉肝、息风止痉为主药；桑叶、菊花为辅药，协助主药以清热息风；风火相煽，最易耗伤阴液，故用白芍、生地黄、甘草养阴增液以柔肝养筋；邪热亢盛，易灼津为痰，故用贝母、竹茹清热化痰；热扰心神，又以茯神以宁心安神，均为佐药；其中甘草又能调和诸药，兼以为使；诸药合用，共成平肝息风，清热止痉之剂。

第四章 妇科杂病

第一节 癥 瘕

一、概述

妇女下腹部或胞中有结块，伴有或痛、或胀、或满，甚至出血者，称为癥瘕。癥者，坚硬不移，痛有定处；瘕者，推之可移，痛无痛处。大抵癥属血病，瘕属气病，彼此密切相连，难于分割。癥瘕的形成，多与正气虚弱，血气失调有关。常见的以气滞血瘀、痰湿内阻等因素结聚而成。

癥瘕在中医中分为：①气滞：七情内伤，肝气郁结，血行不畅，滞于胞中，结成癥瘕。②血瘀：多因经期、产后，血室正开，风寒乘虚侵入，凝滞气血；或因房室不节，余血未净，与邪相搏成瘀；或忧思恚怒，血气不和，皆可致瘀。瘀积日久，则可成癥。③痰湿：脾肾不足，阳气虚弱，脾失健运，水湿不化，聚而成痰，痰滞胞络，与血气相结，积而成瘕。亦有湿热与血瘀相搏结为癥瘕者。

二、诊断

妇女或胞脉、胞络等部结成包块，伴有或痛、或胀、或满，或影响经、带、胎、产者，临床上可出现月经过多或过少、疼痛、闭经、血崩、漏下不止、带下增多、堕胎、小产、不孕等证。如癥瘕发展缓慢，按之柔软活动者，多属善证，预后较好；如癥瘕伴疼痛、长期出血，或五色带下，且有臭气，患者形体消瘦，面色灰黯者，多为恶证，预后不良。随着科学的发展，生活水平的提高，卫生条件的改善，该病在临床上也在逐步减少。

三、医案

医案1：生津消肿汤加减治癥瘕

刘某某，女，35岁，金华金东区人，2013年5月8日初诊。

【主诉】下腹肿块二年，闭经约一年余。

【病史】下腹肿块初起时，大如核桃，屡治不消，后则肿块侵长，两年后，大如覆盂，按之甚硬，渐至闭经。现饮食减少，寒热往来，咳嗽吐痰，身体羸弱，以为无可医治，待时而已。后忽闻愚善治此证，求为诊视。既往生育二胎。

【检查】面部无浮肿，胸廓对称，两肺呼吸音清，未闻及干湿性啰音；心律齐，无杂音，腹部平软，未见胃肠型及蠕动波，全腹软，无压痛、反跳痛。下腹肿块如桃子大，压之稍软，无压痛，反跳痛。其脉左右皆弦细无力，一息近六至。妇科检查：子宫偏小，未见子宫肌瘤，白带较少。ESR：26mm/h、RF：171IU/ml、抗O：215IU/ml，CRP：3.15mg/L。

【治疗】治宜：祛风除湿、清热消肿，活血化瘀。方用生津消肿汤加减。

处方：生怀山药30g、大甘枸杞30g、生怀地黄15g、玄参15g、沙参15g、麦冬15 g 、生箭芪15g、三棱10g、莪术10g、生鸡内金（黄色的，捣）10g。5剂水煎服，每日一剂，早晚分服。服中药5剂后，寒热往来已愈，饮食增多，咳嗽吐痰亦大为减轻，癥瘕虽未见消，但从前时或作疼。其脉亦较前颇有起色，拟再治以半补虚劳半消癥瘕之方。

生怀山药30g、大甘枸杞30g、生箭芪12g、沙参12g、天冬15g、生杭芍15g、三棱12g、莪术12g、桃仁（去皮）12g、生鸡内金（黄色的，捣）10g。5剂水煎服，每日一剂，早晚分服。服药后咳嗽吐痰皆愈，身形已渐强壮，脉象较前有力，至数复常。至此虚劳已愈，无需再治。其癥瘕虽未见消，但较前颇软。拟再用专用药消之。

生箭芪20g、天花粉15g、生怀山药15g、三棱15g、莪术15g、怀牛膝20 g 、潞党参20g、知母20 g 、桃仁（去皮）15g、生鸡内金（黄色的，捣）10g、生水蛭（捣碎）6g，15剂水煎服，每日一剂，早晚分服。服药后，忽然下血若干，紫黑成块，杂以脂膜，癥瘕减小，只有豆粒大。为了巩固治疗又服该中药30剂，为其病积太久，恐未根除，俾日用山楂片两许，煮汤冲红蔗糖，当茶饮之，以善其后。

【备注】关节僵硬变形者加大赤芍、当归各15~30g，红花6~10g。口干、咽干可加玉竹、玄参、麦冬滋阴。

【证析】外境不顺，心多抑郁，以致月信渐闭，结成癥瘕。该病人年纪比较轻，只有三十五岁，因停经，腹部肿块如桃大，虽然年富力强，身体比较昌盛，但得了病也是要治疗的。方中用三棱、莪术非但以之消癥瘕也，诚以此证，艰于饮食，还是用前方的三棱、莪术为主，加大剂量三次后病人才感到有软坚的作用；鸡内金能消食、助消化，健胃；三棱、莪术与黄芪并用，更有开胃健脾之用，脾胃健壮，不但善消饮食，且能运化药力，使病速愈也；还有生地、栀子、山药、玄参、麦冬、党参、桃仁，有滋阴、泻火之效，水蛭有化瘀血的功效；该病人自己感觉效果还好，腹部的肿块已基本消失，中医中药还是能够治疗有些疾病的。

医案2：桂枝茯苓汤加减治癥瘕

吕某某，女，38岁，浙江东阳人，2000年6月5日初诊。

【主诉】月经量多伴血块、腹痛一年余。

【病史】该患者1年前出现月经量比较多，血色较黑。服中药西药均未见好转。既往曾分娩四次，末次分娩在六年前，有高血压病史。现饮食减少，咳嗽吐痰，身体羸弱。

【检查】人体消瘦，外阴正常，阴道通畅，子宫颈中度糜烂，子宫体如妊娠两月大小，质硬，双侧宫角突出，附件阴性，宫腔8cm。经诊断性刮宫，病理报告为增生期子宫内膜，有轻度增殖，舌质红，苔薄白，脉和缓，两尺沉细。

【治疗】证属：瘀血残留。治宜：活血化瘀，通经活络，久服祛瘀。方用桂枝茯苓汤加减。

处方：桂枝15g、茯苓30g、炒桃仁15g、赤芍20g、丹皮15g、酒大黄10g、鳖甲12g。5剂水煎服，每日一剂，早晚分服。

配用：水蛭粉2g，每天一次。益母草5g，一天两次。静脉输注丹红注射液20ml，连用5天。用中药10剂后还是无明显好转，适逢月经来潮，继服中药。

月经量多时服血净饮，白术20g、黄芪30g、龙骨20g、牡蛎20g、生地30g、海螵蛸15g、茜草15g、川断15g。5剂水煎服，每日一剂，早晚分服。连续服用三个月，月经量明显减少，每月 5 天干净，血量不多，血色偏黑。又服以前的中药方30剂，经量基本恢复正常，腹痛减轻，病人感觉身体有力一些。按期复查，子宫糜烂比以前明显好转。2010年6月患者经断，妇科检查子宫如妊娠40天大小，无其他异常发现。

【备注】关节肿痛加延胡索、制附子、制草乌、茯苓、白术。口干无味、舌燥可加玉竹、生地、玄参、麦冬来滋阴。

【证析】该病人38岁，生育四胎，有两胎成活。在生育时家庭比较困难，调养比较粗心，没想到来月经的时候血量慢慢增多，也没有好好的治疗，在当地医院诊断为癥瘕。桂枝茯苓汤是比较早的中药，在病人当中用的比较久。用于通络、化瘀血。方中的桂枝温经、行气、通阳，桂枝剂量还可以用到30g左右，依据实际情况服下去后观察反应，临床上这是一味常用的、简单的行气通阳药，只要我们用量用的对，量掌握的好，病人会感觉有效；丹皮、桃仁活血化瘀，加大桃仁的用量，有化瘀血的作用，病人服药比较久，瘀血就能化干净；茯苓渗湿健脾胃，赤芍行血中之滞，大黄攻瘀荡邪，邪气去，瘀血除；鳖甲也有滋阴清热、潜阳息风、软坚散结，化解癥瘕。

第二节 阴 挺

一、概述

阴挺是妇科的常见病，是指子宫从正常位置沿阴道下降或脱出，当宫颈外口达坐骨棘水平以下，甚至子宫全部脱出阴道口以外，称为阴挺，亦即子宫脱垂。子宫脱垂在我国农村较常见，与人民保健意识的增强、产科的发展有密切关系，随着社会的发展，生活水平的提高，这种病也在减少。

气虚：有些患者临盆过早、难产、产程过长，以及临产时用力太过，或产后劳动过早，或持续性地用一种体位劳动，或长期咳嗽等，以致脾虚气弱，中气下陷，不能提摄，故子宫下脱。肾虚：素体虚弱，房劳过产，以致胞络损伤，子宫虚冷，摄纳无力，亦令下脱。如《诸病源候论》说："胞络伤损，子脏虚冷，气下冲则令阴挺出，谓之下脱。"

二、诊断

妇女子宫从正常位置沿阴道下降，子宫颈外口达坐骨棘水平以下，甚至子宫全部脱出于阴道口外作为诊断标准。子宫脱垂可分为三度，第一度：子宫颈下垂至坐骨棘水平以下，但不超过阴道口。第二度：子宫颈及部分子宫体脱出于阴道口外。第三度：整个子宫体脱出于阴道口外。亦可见于阴道壁膨出、阴道内肿瘤、囊肿等，可通过妇科检查及其他检查明确诊断。

三、医案

医案1：补中益气汤加减治子宫脱垂

方某某，女，36岁，浙江台州黄岩人，2005年8月5日初诊。

【主诉】子宫脱出伴丧失劳动力两年。

【病史】因产后过早操劳家务而患子宫脱出，渐至饮食减少，身体羸弱。该患者经量比较多，血色呈淡红。该病已有两年多，连续数年来不参加生产劳动。到黄岩当地医院治疗，诊断为阴挺，服过各种中药及西药，后到义乌新法风湿病医院来治疗。生有一女。

【检查】形瘦体弱，头晕目眩，心悸纳少，腰酸带下，小腹坠胀，全身无力。子宫下移或脱出阴道口外，劳则加剧，少气懒言，面色无华，小便频数，带下量多，质稀色白，舌淡苔薄，脉虚细。ESR：15mm/h、血红蛋白：80g/L、CRP：15mg/L。

妇科检查：Ⅱ度子宫脱垂。

【治疗】证属：脾虚气弱，中气下陷。治宜：补中益气，补肾固涩。方用补中益气汤加减。

处方：人参5g、黄芪30g、炙甘草15g、当归15g、陈皮10g、升麻12g、柴胡15g、白术20g、川断15g、金樱子30g。5剂水煎服，每日一剂，早晚分服。

配用：水蛭粉2g，每天一次。益母草5g，一天两次。静脉输入丹红注射液20ml，连用5天。

服了中药及静脉输液后，气色有好转，胃口比以前好转。继服中药5剂，又静脉输液5天，查ESR：13mm/h、血红蛋白：90g/L、CRP：13mg/L。在前方的基础上减人参，加党参、茯苓、甘草，每天配合推拿、按摩、针灸，并行有温阳作用的温针灸。继服以前的中药10剂，经期血量减少，行经三天。子宫脱出较前明显好转。依照前方后又继服中药15剂，子宫脱出明显好转，后因路远停用中药。

【备注】若继发湿邪，带下量多，色黄，质黏腻，有臭气者，可于原方去金樱子、党参，加黄柏、败酱草、薏苡仁等清热利湿。

【证析】脾主中气，脾虚则中气下陷，故小腹下坠，子宫脱出。脾主四肢，脾虚中阳不振，则四肢无力，少气懒言，面色无华。下元气虚则膀胱失约，故小便频数，脾虚不能运化水湿，湿浊下注，则带下量多，质清稀。方中的人参有补气作用，开始用，后面的方子就修改了，用四君子汤。黄芪益气升提，必须重用；升麻、柴胡升提阳气，下沉的气慢慢上升，使下垂的子宫恢复；当归补血；炒川断补肾；金樱子收涩固脱。阴挺虽是比较难治，但中药的补气升提作用会使脱垂的子宫慢慢恢复正常。

医案2：大补元煎汤加减治子宫脱垂

王某某，女，35岁，浙江丽水市人，2008年4月15日初诊。

【主诉】月经量多，伴腰酸背痛半年余。

【病史】患者腰酸背痛，小便次数较多，量较少。月经来时经量比较多，血色偏暗，时感无力。渐至饮食减少，咳嗽吐痰，身体羸弱，平时干活时加重，有的时候阴道里面感觉有东西脱出不舒服，到当地医院检查诊断为阴挺。也服过中药西药均未见好转，生育一个男孩儿。

【检查】腰酸腿软，小腹下坠，人体消瘦，妇科检查外阴正常，阴道通畅，子宫颈轻度糜烂，表面质硬，双侧宫角突出，附件阴性，宫腔7cm。经诊断性刮宫，病理报告为增生期子宫内膜，有轻度增殖，子宫下移或脱出阴道口外，劳则加剧，小腹下坠，四肢无力，少气懒言，面色无华，小便次数较多，小便量较少。舌淡红苔薄，脉沉弱。ESR：21mm/h、血红蛋白：95g/L、抗“O”：215IU/ml，CRP：

3.15mg/L,白带检查有白细胞。

【治疗】治宜:补肾固脱,通经活络,久服祛瘀。方用大补元煎加减。

处方:人参5g、山药30g、熟地15g、杜仲15g、当归10g、山茱萸12g、枸杞15g、炙甘草20g、芡实15g、金樱子30g、鹿角胶15g、紫河车15g。5剂水煎服,每日一剂,早晚分服。

配用:水蛭粉2g,每天一次。益母草5g,一天两次。用中药10剂后还是和以前一样,自己有力一些,腰痛好转,腹部没有下坠感。月经快来时,同时又服中药。

4月25日来复诊,该病人月经量比以前更多。中药如前加仙鹤草、地榆、桔梗、贝母等中药。又服以前的中药后感到腰痛基本消失,小腹胀痛次数减少,胃口比以前好转。化验血常规:血红蛋白115g/L,白带检查白细胞减少,血沉13mm/h、抗"O"195IU/ml。5月10日该病人又来复诊,自觉症状有明显好转,前方中药去人参,党参、白术,后又服该中药15剂来巩固治疗。

【备注】有发热,带下量多,色黄质黏腻,有臭气者,可加七叶一枝花、黄芩、黄柏、败酱草、薏苡仁等以清热利湿。

【证析】腰为肾之府,肾藏精而系胞,肾虚则冲任不固,带脉失约,而致子宫脱出,腰酸腿软,小腹下坠。肾与膀胱相表里,肾虚膀胱气化失司,故小便频数,夜间尤甚。舌淡红,脉沉弱,均为肾虚所致。在门诊中常以补气的人参作为主药,妇科病阴挺也是一种虚证。所谓阴挺,即是平时劳动的时候感到有东西脱出。方中的人参有补气固本;阴挺局部会提升,局部症状减轻;当归、熟地养血滋阴;杜仲、山萸肉、枸杞补肝肾;山药、炙甘草健脾和中;鹿角胶、紫河车温肾填精;金樱子、芡实收敛固脱。到后面我们去人参,用党参比较合适。在方中加了桔梗、贝母、仙鹤草、地榆来增加平喘止咳、止血的作用。

第三节 不孕症

一、概述

不孕症的因素很多,如古人谓之"五不女"的螺、纹、鼓、角、脉五种,大多属于女子先天性生理缺陷,药物所不能取效。不孕症系指婚后夫妇有正常的性生活、未避孕、同居2年而未受孕的一种病症。肾主生殖,不孕与肾的关系密切,并与天癸、冲任、子宫的功能,或脏腑气血不和,影响胞脉、胞络功能有关。有肾虚、肝郁、痰湿、血瘀等证型。

1. 肾虚　先天肾气不充，阳虚不能温煦子宫，子宫虚冷，以致不能摄精成孕。或精血不足，冲任脉虚，胞脉失养，不能成孕，或阴虚火旺，血海蕴热，亦不能成孕。

2. 肝郁　情志不畅，肝气郁结，疏泄失常，气血不和，冲任不能相资，以致不孕。

3. 痰湿　体质肥胖，或恣食膏粱厚味，脾虚不运，痰湿内生，气机不畅，胞脉受阻，不能摄精成孕。

4. 血瘀　经期、产后余血未净，若感受寒邪，寒凝血瘀，胞脉阻滞，两精不能结合，以致不孕。

二、诊断

结婚两年以上，或曾孕育后两年以上，夫妇同居，配偶生殖功能正常，未避孕而不受孕者，可诊为不孕症。诊断时应详细询问有关病史，如月经史、婚产史、带下史、性生活史等。并应进行妇科检查、输卵管通畅试验、卵巢功能测定、男方精液检查等，以助诊断。

三、医案

医案1：健脾利湿汤加减治不孕

胡某某，女，31岁，浙江金华磐安人，2002年11月20日初诊。

【主诉】结婚六年同居不孕。

【病史】14岁月经初潮，素来月经延后十天左右，经色淡红，量中等，有少许血块。末次月经为11月18日。今年9月份经来六小时内取子宫内膜活检，病理报告为“分泌期子宫内膜，腺体分泌欠佳”。输卵管通水术结果为“基本通畅”，但久不受孕。近三年来腰酸痛楚（经X片检查未发现腰椎病变），常头晕，疲乏，纳差，最近脱发较甚，怕冷，睡眠欠佳。

【检查】腹部平软，肝脾未见肿大，妇科检查基本正常。面青白色，虚浮，唇淡，舌淡黯略胖，苔白，脉沉细。妇检：外阴阴道正常，宫颈光滑，宫体前倾，较正常略小，无压痛。ESR：15mm/h，血常规正常，血红蛋白110g/L，超声显示双侧附件正常。

【治疗】证属：脾肾亏虚，肾阳虚衰。治宜：温肾健脾，调补冲任。方用：健脾利湿汤加减。

处方：菟丝子20g、淫羊藿叶20g、补骨脂20g、川断15g、党参15g、白术15g、当归15g、制首乌20g，30剂水煎服。每日一剂，早晚分服。2003年1月29日复诊，本次月经逾期13天，仍觉腰痛，纳呆，继服前方中药，去补骨脂、川断、制首乌，加桑寄生、狗脊、云苓、陈皮，每日一剂。5月4日复诊，述近两个月来常服上方后，腰痛减轻，纳眠好转，舌淡黯，苔白微黄略腻，脉细稍弦。前方去桑寄生、狗脊、陈皮、当归，加仙茅、金樱子、神曲，每日一剂。

7月30日来诊，月经在本月20日又来，量中等，腰痛减，但觉头晕、疲乏、健忘。去金樱子、茯苓、神曲，加补骨脂、炙甘草、川芎、白芷，每天一剂。服药后有好转，但稍劳累则腰酸背痛乏力，怕冷，胃口一般，仍以温肾健脾、养血，处方：淫羊藿20g、仙茅15g、菟丝子20g、川断15g、黄精15g、首乌15g、鸡血藤30g、党参20g、白术20g、炙甘草10g、陈皮10g，服药十余剂后头晕已除，腰痛不甚，胃纳转佳，月经依期，末次月经11月6日，五天干净。舌淡胖，苔白、微黄，脉弦、滑。仍以温肾健脾治之，处方：菟丝子20g、淫羊藿20g、覆盆子15g、补骨子20g、党参20g、白术20g、当归20g、艾叶12g。以后按此方加减，每次月经净后服10剂，身体康复，月事以时下，至2004年3月怀孕，到11月临产，平时常服一些保胎中药。

【证析】淫羊藿、仙茅、川断、桑寄生补肾阳、强筋骨；覆盆子、菟丝子补肝益肾，固精缩尿，明目；补骨脂温肾助阳；党参补中益气；白术补脾、益胃、燥湿、和中、安胎；当归、鸡血藤补血、活血、调经止痛、润燥滑肠；艾叶散寒止痛、温经止血；黄精补气养阴、健脾、润肺、益肾；制首乌补肝肾、益精血、乌须发、强筋骨；炙甘草补脾和胃、益气复脉；陈皮理气健脾、调中、燥湿、化痰；狗脊有强腰膝、祛风湿、固肾气的功效；金樱子具有固精涩肠、缩尿止泻的功效；茯苓健脾利湿；神曲健脾和胃、消食调中；川芎活血祛瘀、行气开郁；白芷祛风湿、活血排脓、生肌止痛。

医案2：活血化瘀汤加减治不孕

刘某某，女，28岁，浙江开化人，2004年7月16日初诊。

【主诉】未避孕三年未孕。

【病史】月经周期29~31天，经期4~5天，量中，色黯红，有少量血块，末次月经：2004年6月20日，5天净。四年前曾行人工流产术；曾于当地医院行两次输卵管通水均提示输卵管不通。

【检查】腹部平软，肝脾未见肿大，平素两侧小腹阵发性隐痛，劳累及受凉后加重，腰酸，睡眠可，二便调。舌黯薄黄，脉沉细。妇科检查示：外阴及阴道正常，宫颈光滑，宫体前倾，双侧附件增厚压痛。ESR：18mm/h，尿常规有白细胞，血红蛋白：110g/L。

【治疗】证属：肾虚血瘀，肾阳虚衰。治宜：活血化瘀，温肾健脾，调补冲任。方用：活血化瘀汤加减。

处方：香附10g、丹参20g、赤芍20g、白芍20g、桃仁12g、红花12g、川芎15g、当归20g、连翘15g、小茴香12g、络石藤20g、炙甘草10g。7剂水煎服，每日一剂，早晚分服。

配用：化瘀丸，一次二粒，早晚各一次。自月经第五天开始服用，连续服药25天，经期停用口服药。嘱其戒生冷辛辣食物，并要求在下个月月经结束后3~6天内行子宫输卵管造影术。2004年8月28日，服药后无异常，末次月经：2004年8月20日，4天净。今日为经净第4天，两侧小腹疼痛减轻，略腹胀，大便稍稀，舌脉同前。子宫输卵管造影：子宫大小形态正常。

2004年9月30日，继服上方28剂后，彩超复查积水消失，小腹部隐痛消失，不适症状和体征无，继续守上方略调整几味中草药服用二个疗程。2004年12月28日，停经38天，乳胀，乏力，自测早早孕弱阳性，到当地妇幼医院再复查血HCG，提示早孕，50天做B超提示胎芽和胎心搏动良好，后来电告知几个月前已经剖宫产一男婴，母子平安。

【备注】小腹疼痛严重者加延胡索、蒲黄；腹胀者加陈皮、木香；有包块者加三棱、莪术；输卵管积水者加细辛、防己、薏苡仁等。

【证析】输卵管堵塞是女性不孕症的主要病因。输卵管堵塞多数是由于输卵管慢性炎症引起的，炎性渗出物使管腔粘连而阻塞不通，精子与卵子不能在输卵管内结合，故不能受孕。多数女性输卵管堵塞有慢性附件炎病史，有两侧少腹痛的症状或排卵痛。也有的人通过测体温，根据排卵时的体温变化，来辅助不孕症的治疗。方中丹参、赤芍、桃仁、红花活血祛瘀止痛；当归补血活血；川芎活血行气；香附疏肝理气，有气行血行之妙，更增活血祛瘀之力；白芍补血敛阴、缓急止痛；连翘清热解毒散结，促使炎症消散；小茴香入肝经理气止痛；络石藤通络活血、消肿止痛；炙甘草缓急止痛，清热解毒等。

第四节　阴　　痒

一、概述

阴痒，出《肘后备急方》卷五。又名阴门痒。《妇人大全良方》主张内服龙胆泻肝丸、逍遥散，外用以桃仁研膏和雄黄末，或鸡肝纳阴中以杀其虫。或针刺阴廉、曲骨、三阴交。《济阴纲目》之论阴痒生虫，“大全云：妇人阴痒者，是虫蚀所为，三虫在于肠胃之间，因脏虚，三虫动作，蚀于阴内，其虫作热，微则为痒，重者乃痛也”。（阴痒生虫，当与肠胃求食之虫不同，仲景曰：风三虫，此当从风木所化，故治法悉以清肝为主）。多与带下有关，治疗上除内服药外，还要配合外治，并应注意卫生，增强体质，做好预防工作。

湿热下注型阴痒：症见阴部瘙痒，甚则疼痛，坐卧不安，带下量多，色黄，质稠臭秽，心烦，口苦，尿赤便干，舌苔黄腻，脉濡数或弦数。治宜清热利湿，止痒；方用龙胆泻肝汤、止带汤等。感染虫毒型阴痒：症见阴部奇痒难忍，带下量多，色黄呈脓性，秽臭，或呈泡沫状，或呈豆腐渣样，伴有尿频、尿黄、尿急痛，舌苔黄腻，脉滑数。治宜清热利湿，解毒杀虫，方用蛇床子洗方等。血虚阴亏型阴痒：症见阴部瘙痒难忍，夜晚尤甚，白带少，阴部皮肤干涩，或见脱屑，或皲裂，心烦口干，失眠，大便干结，舌淡，苔薄白，脉细。治宜养血润燥，祛风止痒，方用养血胜风汤等。在农村，以上方法比较常用。

二、诊断

妇科检查及白带涂片检查，以了解阴痒的病因。若外阴奇痒，尤以夜间为甚，白带黄绿色，稀薄呈泡沫状，阴道口黏膜潮红充血，后穹窿及阴道壁有小出血点者，白带涂片可找到阴道滴虫，为滴虫性阴道炎；外阴奇痒，白带多，呈豆腐渣状，大小阴唇红肿，表面有白膜，不易擦去，镜检可见真菌，为念珠菌性阴道炎；阴痒并见大小阴唇、阴蒂色素变白，为外阴营养不良；如阴毛部位及其附近瘙痒，血痂或青斑，找到阴虱及虫卵者，则为阴虱；也有自觉阴部干涩而痒，阴部外表干燥不润者，多为肝肾不足，生风化燥所致。要注意排除糖尿病，阴痒的兼症不同。

三、医案

医案1：萆薢渗湿汤加减治阴痒

王某某，女，33岁，干部，衢州化工厂人，2013年7月4日初诊。

【主诉】阴部发痒，有红点约半月。

【病史】刚生孩子一个月，口干、舌燥，闻到化工厂的气味后出现外阴部发痒，有的时候有红点，像是有溃疡。当时就到化工厂医院用药膏治疗，不见好转，还是有发痒、有红点。又静脉输入葡萄糖均未见好转。月经未来，生一胎。

【检查】阴痒，甚则痒痛，灼热难忍，坐卧不安，带下量多，色黄如脓，或黄白、黄赤相兼，或呈腐渣样，多有臭气。心烦少寐，口苦口干，胸闷不适，纳欠佳。舌红或边红，苔黄，脉沉细、数。ESR：32mm/h、RF：171IU/ml、抗O：215IU/ml，CRP：3.15mg/L。妇科检查未见异常。

【治疗】证属：肝经郁热，湿热下注。治宜：清热利湿，杀虫止痒。方用：萆薢渗湿汤加减。

处方：萆薢30g，生薏苡仁30g，黄柏15g，黄芩15g，赤茯苓30g，牡丹皮15g，泽泻15g，通草10g，滑石20g，苍术15g，苦参15g，茵陈20g。5剂水煎服。每日一剂，早晚分服。

配用：龙胆草打碎泡500ml，每天冲洗一次，

用了这些中药后感到阴痒减轻，阴道红斑减少，舒服了。每天用龙胆草水冲洗后烤干，后又继服中药如前10剂，阴痒基本消失，红斑已退。ESR：20mm/h、RF：115IU/ml、抗“O”：150IU/ml，CRP：8mg/L。脉沉细、数，舌苔较白。

【备注】关节僵硬变形者加大赤芍、当归各15~30g，红花6~10g。口干、咽干可加玉竹、玄参、麦冬滋阴。

【证析】由于脾虚生湿，肝经郁热，湿热下注，或感染虫疾，虫蚀阴中，则阴痒。湿热下注，损伤任带，秽液下流，则带下量多，色黄如脓，或泡沫米泔样，其气腥臭，痒痛难忍，心烦少寐，坐卧不安。湿热内盛，阻于中焦，则口苦而腻，胸闷不适，纳谷不馨。苔黄腻，脉弦数，为肝经湿热下注所致。方中苍术、薏苡仁健脾化湿；黄柏、黄芩清下焦湿热；丹皮清热凉血；泽泻、通草、赤茯苓、滑石、萆薢清热利湿；苦参杀虫止痒、清热燥湿，主湿热泻痢、肠风便血、黄疸、小便不利、水肿、带下、阴痒、疥癣、麻风、皮肤瘙痒、湿毒疮疡。

医案2：知柏地黄汤加减治阴痒

方某某，女，28岁，开化县人，2014年7月4日初诊。

【主诉】阴部发痒、灼热、发红一周。

【病史】产后刚好三个月时到田里去割稻子，后出现阴部发痒，口干舌燥，阴部灼热感，在当地用中药来外洗，口服抗感染药也未见好转。生一胎，月经产后刚来。

【检查】阴部干涩，灼热瘙痒，或带下量不多，色赤白相兼。五心烦热，时有烘热汗出，口干，舌燥，腰酸耳鸣。舌红少苔，脉细数无力。ESR：15mm/h、CRP：5mg/L。妇科检查：白带较稠厚，有黏稠感，白细胞(+)。

【治疗】证属：肝肾阴虚，精血两亏。治宜：滋肾降火，调补肝肾。方用：知柏地黄汤加减。

处方：知母20g，黄柏15g，黄芩15g，茯苓30g，山药30g，牡丹皮15g，泽泻15g，山茱萸15g，生地黄30g，白芍20g，何首乌10g，乌梢蛇10g，火麻仁30g。5剂水煎服。每日一剂，早晚分服。

配用：黄芩、山茱萸、泽泻新鲜少量泡水冲洗阴道，一天一次。

服药后感觉阴道灼热、口干、舌燥症状有所好转。每天用中药冲洗，自我

感觉阴部比较湿润。又服中药10剂,加麦冬、玄参各15g。查ESR: 13mm/h、CRP: 4mg/L。妇科检查:白带稠厚,白细胞阴性。为了巩固治疗用新鲜黄芩、山茱萸、泽泻少量泡水冲洗阴道,一天一次,连用一周。

【备注】关节僵硬变形者加大赤芍、当归各15~30g,红花6~10g。口干、咽干可加玉竹、玄参、麦冬滋阴。

【证析】肝肾阴虚,精血两亏,血虚生风化燥,则阴部干涩,灼热瘙痒。肾虚带脉失约,任脉不固,阴虚生内热,或带下量少色黄,甚则如血样。阴虚阳亢,则五心烦热,口干不欲饮,时有汗出。精血不足,清窍失养,则头晕目眩,耳鸣。腰为肾之府,肾虚则腰痛。舌红少苔,脉细数,均为肝肾阴虚之象。方中知母清热泻火、生津润燥。用于外感热病,高热烦渴,肺热燥咳,骨蒸潮热,内热消渴,肠燥便秘;黄柏、黄芩滋阴降火;山茱萸、山药、制首乌调补肝肾;当归、白鲜皮养血祛风;茯苓、泽泻、地肤子利湿清热、泻膀胱之火;如肝肾阴虚,湿毒乘虚内侵,带下量多,色黄秽臭者,宜上方去茯苓,加土茯苓。

第五节 阴 疮

一、概述

妇人阴部生疮,甚则溃疡,脓水淋漓,局部肿痛者称为“阴疮”,又称“阴蚀”。相当于西医学的非特异性外阴溃疡、前庭大腺炎脓肿破溃、外阴肿瘤继发感染等疾病。多因湿热下注,蕴结成毒,或因正气虚弱,寒湿凝结而成。湿热是由于下焦感受湿热之邪,或郁怒伤肝,肝郁化热,肝气犯脾,脾虚湿盛,湿热下注,蕴结成毒,腐肉为脓,而成阴疮。寒湿是久居阴湿之地,或经期、产后冒雨涉水,瘀血内停,气机不利,或痰浊内停,痰瘀交阻,肌肤失养,日久溃腐,而成阴疮。在农村,夏天的时候妇女参加生产劳动,炎热的夏天容易引起阴道感染。有的人得阴疮后疼痛明显,在临床可以见到。

二、诊断

临床上出现红、肿、热、痛,发热急骤,脓稠臭秽,或伴全身发热者,为湿热证,属阳;肿块坚硬,皮色不变,日久不消,或溃后脓稀淋漓,形体虚羸者,为寒湿证,属阴。其次要辨善恶。溃疡症轻,毒浅,体健者,多属善候;疮疡溃腐,久不收敛,脓水淋漓,恶臭难闻者,多属热毒蕴结而气血衰败之恶候。治疗原则,应按热者清之、寒者温之、湿者化之、坚者削之、虚者补之、下陷者托之的原则处理，常采用内外合治的方法。

湿热型：红肿热痛，甚则溃烂流脓，黏稠臭秽，头晕目眩，口苦咽干，身热心烦，大便干结。舌红，苔黄，脉滑数。寒湿型：阴疮坚硬，皮色不变，或有疼痛，溃后脓水淋漓，神疲倦怠，食少纳呆，舌淡，苔白腻，脉细弱。牢记证型以免误诊，如误诊用药不对证，疾病要进一步加深。

三、医案

医案1：仙方活命饮加减治阴疮

王某某，女，33岁，农民，温州市人，2013年6月20日初诊。

【主诉】阴部生疮、红肿热痛，有分泌物约一周。

【病史】因天气比较热，去割麦子的时候汗出比较多。阴部感觉疼痛、发肿、发胀，有的时候像生疮一样，白带比较稠。到医院去就诊，诊断为阴部生疮，静脉输液三天未见好转。故到我院来用中药治疗。生男女各一胎，平素体健。

【检查】五官端正，气管居中，体温38℃。阴部生疮，肿痛，溃烂流脓，黏稠臭秽，气血凝滞，蕴结成毒，腐肉成脓，舌红苔黄，脉滑数。白细胞：10×10^9/L、ESR：18mm/h、RF：5IU/ml、抗“O”：150IU/ml，心电图正常。肝、胆、胰腺均无异常。妇科检查正常。

【治疗】证属：湿热下注。治宜：泻肝清热，除湿解毒。方用仙方活命饮加减。

处方：白芷15g、贝母20g、防风15g、赤芍15g、当归尾15g、皂角刺20g、穿山甲5g、天花粉30g、乳香20g、没药20g、金银花15g、陈皮20g、甘草10g，5剂。水煎服，每日一剂，早晚分服。

配用：中药第三煎外用，每天在外阴旁冲洗，在治疗时尽量不要干重活。

服药后感觉肿痛减轻，体温在37.5℃，前方中药方减没药20g、甘草10g、穿山甲5g，加七叶一枝花20g、柴胡15g、木瓜15g、延胡索30g，5剂，每天晚上还是和以前一样进一步冲洗。服药后疼痛、肿胀有减轻，阴部有少量分泌物，为了巩固继服中药10剂，自我感觉肿块消退。

【备注】肿块明显、较大者可以用消炎药；痛明显者用止痛药；白带较稠，腹胀、腹大者可加大黄芩、柴胡、茯苓的剂量。

【证析】到六月份的时候天气比较炎热，也是农村割麦子比较多的时候，随着汗水流到阴道，细菌、病毒滋生，阴部生疮，故阴部肿痛，溃腐流脓，黏稠臭秽；湿热熏蒸，故头晕目眩，口苦咽干；热毒内蕴，则心烦身热，大便干结。方用白芷、贝母、防风、赤芍、当归尾、皂角刺、穿山甲、天花粉、乳香、没药、金银花、陈皮、甘草。发热，体温在37.5℃，天气也比较炎热，用七叶一枝花20g、柴胡15g、木瓜15g、延胡索30g治疗；经服清热解毒中药后肿块消除，患者感觉舒适；重楼也就是七叶一枝花，在农村里常用来治疮疖，烂毒，在治疗阴部生疮也是相当好的；柴胡、延胡索性温，味辛苦，入心、脾、肝、肺，是活血化瘀、行气止痛之妙品，尤以止痛之功效而著称于世。

医案2：阳和苍术汤加减治阴疮

方某某，女，42岁，农民，温州市人，2012年10月5日初诊。

【主诉】阴部生疮伴阴前庭部疼痛，肿胀约八天。

【病史】半个月前患者随着村里面的人上山砍柴，8天前出现阴部前庭处红肿、发痒、疼痛，到当地医院就诊，用过消炎的药膏效果不明显。育有一女。

【检查】体温35℃，阴前庭有压痛，像肿块，大小约1cm×1cm，旁边有较小块，周围有红晕。神疲倦怠，食少纳呆，有疼痛，溃后脓水淋漓。查ESR：15mm/h、RF：97IU/ml、抗“O”：70IU/ml，心电图正常。肝、胆、胰腺均无异常，舌淡，苔白腻，脉细弱。

【治疗】证属：痰瘀交阻，肌肤失养。治宜：温经化湿，活血散结。方用阳和苍术汤加减。

处方：熟地30g、鹿角胶10g、姜炭10g、肉桂10g、麻黄20g、甘草10g、白芥子15g、苍术20g、茯苓30g、莪术15g、皂角刺15g，五剂，水煎服，早晚分服。

配用：滴水珠3g（新鲜5g），打碎贴到外阴前庭阴疮区，每天5~6次，自己感觉疼痛厉害也没事。中药第三煎外用清洗局部。

10月10日来诊，病人感觉比用药前好一些，阴疮处仍不舒，周围那些已消退，体温37℃。脉还是和以前一样沉细，有的时候有口有点干，舌有点燥。继服前方中药，加柴胡15g、黄芩15g，5剂。服药后病人感觉阴疮症状基本消失，无疼痛、肿胀。

【备注】大便干燥、口干、喉咙干者加大黄、柴胡、木瓜、黄芩、黄柏；关节僵硬加赤芍、当归各15~30g，红花6~10g。

【证析】该患由寒湿凝滞，痰瘀交阻，肌肤失养所致，故阴疮坚硬，皮色不变，或有疼痛，溃后脓水淋漓；寒湿凝滞，脾阳不振，故神疲倦怠，食少纳呆。舌淡，苔白腻，脉细弱，为寒湿凝滞之症。用熟地、鹿角胶、姜炭、肉桂、甘草、白芥子、莪术、皂角刺、麻黄、苍术、茯苓；农村常用的具有消炎作用的中草药如滴水珠能清热解毒；黄芩在我们医院用的很多，它可以消肿止痛，磨碎用醋调成膏贴阴疮处，有软化肿块的作用；治疗上可常用消炎的中药和药水清洗外阴及前庭部，促进炎症消除。

第六节 阴 吹

一、概述

阴吹的病名,出自于《金匮要略·妇人杂病脉证并治》,指阴中时有排气如矢气之状,甚或带有响声的证候。多因脾运不健,湿浊痞塞中焦,或肠胃燥热,腑气不通逼走前阴,或因痰湿停聚引起。阴道经常有气排出,状如放屁,自己无法控制,严重时簌簌有声,连续不断,这就是中医所说的“阴吹”。阴吹多指阴道壁和盆底组织松弛及一些神经官能症。多发生在身体虚弱,精神抑郁,气机不畅的经产妇。也有些病人是因为身材苗条瘦小。引起阴吹病机以脾胃功能失常,清气不升,浊阴不降,气机逆乱,胃气下泄,不循常道,逼走前阴而致。

二、诊断

直肠阴道瘘以及阴道壁和盆底组织松弛等会引此病,可结合钡剂灌肠X线检查和亚甲蓝注入试验等协助诊断。

三、医案

医案:十全大补汤加减治阴吹消瘦

方某某,女,33岁,农民,金华人,1991年10月3日初诊。

【主诉】自觉阴道有风吹来伴消瘦两个月。

【病史】在两个月前自觉在阴道里有一股风向外面吹来,大便干燥,两天一次。月经时血色比较淡,形体消瘦,人容易疲劳,白带较多,有的时候像水一样。到义乌、金华、杭州各医院治疗未见好转。产男孩一个。

【检查】形体消瘦,五官端正,气管居中,腹部平软。心间区可闻及收缩音杂音II级,肝脾无肿大,心电图异常。查ESR:18mm/h、RF:78IU/ml、抗O:215IU/ml。脉沉细,舌苔白。

【诊断】西医诊断:阴道松弛。

【治疗】证属:脾胃虚弱,中气不足,运行无力,腑气不循常道。治宜:益气升清,调理脾胃。方用十全大补汤加减。

处方:党参20g、炙黄芪30g、肉桂10g、熟地黄30g、炒白术20g、炒川芎15g、当归20g、酒白芍15g、茯苓30g、升麻10g、柴胡15g、木香10g、炙甘草10g、大黄10g,10剂。水煎服,每日一剂,早晚分服。

服药后自己感到有力气一些，阴吹次数比以前少，大便感觉松软一些，一天半一次。舌淡，苔红。前方中药加木香15g、柴胡18g、升麻12g。

配用：六味地黄丸、何首乌粉等中药研成粉吞服，继服中药20剂，高锰酸钾粉冲水洗外阴部。服药后病人感觉还好，体重增加2kg。

【备注】关节僵硬变形者加大赤芍、当归各15~30g，红花6~10g。口干、咽干可加玉竹、玄参、麦冬来滋阴。

【证析】阴吹大多数发生于产后妇女，中医属“气血大虚，中气下陷”。在分娩过程中，胎儿通过产道，阴道明显扩张而松弛，盆底提托阴道壁的肌肉组织和筋膜断裂，或过度伸张而失去弹性，阴道前后壁不能密贴而形成空腔。会阴裂伤使阴道外口开张，不能遮盖阴道，使空气能进入阴道内。当阴道形成负压时，空气即进入阴道最深处，当起身或增加腹压时，空气即从阴道排出，并常有响声。方中的党参、炙黄芪、肉桂、熟地黄、炒白术、炒川芎、当归、酒白芍、茯苓有治疗诸虚不足，五劳七伤，不进饮食，久病虚损，时发潮热，气攻骨脊，拘急疼痛，夜梦遗精，面色萎黄，脚膝无力，一切病后气不如旧，忧愁思虑伤动血气，喘嗽中满，脾肾气弱，五心烦闷，并皆治之。性温不热，平补有效，养气育神，醒脾止渴，顺正辟邪，温暖脾肾；柴胡、升麻有升阳，发表，透疹，解毒；木香行气，止痛，健脾，消食；大黄有泻下功能；炙甘草调和诸药。用此药30剂，加中成药，阴吹明显好转。

第七节　产后风湿痹痛

一、概述

产后风湿，是在产后或人工流产术后体虚之时，感受风寒湿邪，伤及关节、筋脉、肌肉、皮肤等组织所引起的肌肉关节酸困、疼痛为主要表现的疾病。本病主要以全身肌肉关节的疼痛、怕风、怕冷、不耐劳累为主要表现，但受累关节和肌肉无红肿。早在唐代《经效产宝》中有论述：“产后中风，身体疼痛，四肢萎弱不遂”。产后痹是指妇女在产后或产褥期，出现肢体疼痛、酸楚、麻木、重着以及关节活动不利等症，也有人称为“产后风”“产后关节痛”。是临床多发病，损害妇女身心健康。也有些年轻人做人工流产较多，流产后保健意识不强，感受风湿寒邪机会较多，引发关节疼痛，影响了学习、生活和工作。它的发病率还没有详细数据统计，我们在2008年4月份《浙江中医杂志》上发表了有关产后痹的文章。

产后痹的内因是气血不足，脏腑虚损。外因则是劳役过度，风寒湿邪侵袭肌肤经络。具体如产后过早涉冷水，洗涤过凉，睡卧吹风，空调过冷过热，居住潮湿等。另外人工流产、引产后引起的四肢关节痹证也属于产后痹的范围。妇女在妊娠期间，部分气血濡养胞胎，而四末百骸、关节、肌肤等的气血处于不足或空虚状态，瓜熟蒂落后，气血受损，关节、肌肉及筋脉失荣，则疼痛、酸楚、麻木等症随之出现。妇女产后，阴阳欠和，正气亏虚，正虚邪恋，阳虚卫外不固，腠理空疏，正虚邪恋，风寒湿邪乘虚而入，停留于皮肤、经络、筋脉之间，久而久之，外邪瘀积留滞，或积聚在某一关节，或流走于肌肤筋脉之间。

产后风湿和产后痹的治疗，首先对该病证的病情进行分析才能对症下药，我们可以按中医产后痹和产后风进行对症治疗，按中医辨证后得出结论。产后的人诸症多虚，补是此病的常见疗法。西医虽没有明确说明产后风湿和产后痹，但在临床当中也是用它的方法来治疗，有些疼痛可用非甾类抗炎药止痛，消除它的病因来达到治疗目的。在我们基层农村俗称产后风比较久。有些中成药对该病有效，有些中草药也有效，应该认真总结经验。

二、诊断

产后所发生的关节疼痛在很多书上称为产后风湿，在临床当中也可以经常见到这样的病例。自己主观的症状比较明显，四肢关节疼痛酸楚、麻木不仁，游走不定，且受气候变化的影响，或因感受风受寒之邪而加重。以前对此病不够重视，这几年大家对此病的认识都有提高，也十分重视产后风湿的人。它的诊断可参考以下几条。

产后风湿的诊断，除运用四诊八纲外，还须注意"三审"，即审小腹痛与不痛，以辨有无恶露停滞；次审大便通与不通，以验津液的盛衰；再审乳汁的行与不行和饮食多少，以察胃气的强弱。同时还应了解产时情况，如分娩方式、出血多少、有无产伤等，并结合产后有无发热、恶寒以及出汗多少，有无身痛、尿频、尿闭等临床症状，或配合必要的辅助检查，进行综合分析。

产后风湿的饮食，不但吃得有营养，而且还要合理搭配，营养平衡，才有益于产后风湿的身心健康。随着生活水平的提高，对产后的妇女都特别注意和保护，加强产后的护理，以保证产妇健康。

三、医案

医案1：风湿三号方加减治产后风冷痛

应某某，女，28岁，工人，义乌市廿三里人，2014年8月9日初诊。

【主诉】产后怕风怕冷，头要戴帽四十天。

【病史】2014年6月30日分娩，在医院住院一周，天气比较炎热，有的时候要用空调，自觉怕风怕冷，冷气冷风吹来很不舒服，要戴帽子穿很多衣服。出一点汗后风就钻入骨头里面去，身体发痒，身体感觉凉飕飕的，空调后感觉更明显，像针扎、蚂蚁爬一样。7月12日到三溪堂国药馆就诊，服用中药30剂，症状未减。纳可，产后还没有来月经。

【检查】头戴帽，五官端正，气管居中，形体偏胖。腹部平软，肝脾触诊无肿大；心律齐，无杂音，大小便正常。ESR：23mm/h、RF：5IU/ml、抗O：162IU/ml，心电图正常。腹部超声提示有轻度脂肪肝，余均未见异常。脉沉细，舌苔白。

【治疗】治宜：祛风除湿，温肾温阳，养阴补肾。方用风湿三号方加减。

处方：丹参30g、当归20g、桂枝15g、川芎15g、葛根20g、红花12g、桃仁12g、地龙12g、石菖蒲15g、远志15g、桑寄生20g、山楂20g、麻黄15g、制附子15g、天麻10g、全蝎5g、穿山甲5g，5剂水煎服，每日一剂，早晚分服。

8月15日来诊，病人还是感觉怕风怕冷，受风寒后感觉不舒。脉沉细，纳可，继服前方10剂，服后关节怕风怕冷有些好转，关节疼痛减轻，查ESR：20mm/h、RF：37IU/ml、抗"O"：200IU/ml，妇科检查正常。又服前方10剂，怕风怕冷较以前好转，用补肾的六味地黄丸10粒一次，一天三次。尪痹片2片，一天三次。连用15天，症状基本好转。

【备注】关节僵硬变形者，很像类风湿，可加赤芍、当归、制草乌、制附子、雷公藤；口干、咽干可加玉竹、玄参、麦冬来滋阴。

【证析】2014年6月30日产子的后一周，开始怕风怕冷，电风扇吹来凉飕飕的，有的时候像钻到骨头里面，感觉皮肤有点发痒。产妇有点阳虚，符合产后风发生的原因。方中的丹参、当归、桂枝、川芎、葛根、红花、桃仁、地龙、石菖蒲、远志、桑寄生活血通络；麻黄、制附子、天麻壮阳，麻黄天气热的时候很可能会引发她出汗，汗后也许会感觉不舒服，这也是用麻黄后所出现的症状；全蝎、穿山甲也是壮阳的，人体的阳气上扬后，怕风怕冷的感觉就减轻了，自己感觉冷到骨头里面的感觉慢慢消退；山楂用来调理；后来用补肾的六味地黄丸和尪痹片又服了半个月，她年纪还比较轻，症状也就缓解了。

医案2：风湿三号方加减治产后风湿痛

王某某，女，25岁，打工，诸暨人，2003年4月21日入院。

【主诉】产后四肢关节疼痛、怕风、怕冷一个月。

【病史】在生产时出血量较大，平时静脉输液及用一点补血药也无济于事。随后出现四肢关节疼痛、酸楚、麻木、怕风、怕冷、头晕、心悸、乏力等，气候变化时症状加重。后到诸暨市中医院用中药未见效。

【检查】精神尚可，五官端正，气管居中，四肢关节未见红肿，肩及肩胛部压痛，按压、推拿感觉舒适。心肺听诊基本正常，血红蛋白：80g/L，血沉：15mm/h，类风湿因子阳性。舌质淡红、苔少，脉细弱无力。

【治疗】证属：气血不足，筋脉失养；治宜：益气养血，柔肝祛风。方用：风湿三号方加减。

处方：生黄芪30g、党参15g、太子参20g、丹参20g、当归20g、白术20g、阿胶10g、川牛膝20g、巴戟天15g、海桐皮15g、秦艽15g、木瓜15g、夜交藤20g。5剂水煎服，日一剂，早晚分服。

服药后关节肌肉疼痛好转，怕风、怕冷、头晕症状减轻，又继服前方10剂，去太子参、海桐皮，加白芍、茯苓、苍术、天麻后诸症好转，血红蛋白90g/L、血沉12mm/h。在前方基础上又服中药20剂，血红蛋白120g/L，关节肌肉酸痛好转，自己感觉有力一些，怕风、怕冷好转。后来病人加用党参、太子参研成粉，每天3~5g，用开水冲服，巩固治疗。

【备注】产后的人运动量比较少，久卧为主，大便也就干燥，宜加大黄10g、首乌片30g；胃口欠佳加山楂20g、麦谷芽各15g；腰部疼痛、叩痛加温补肾阳的中药。

【证析】产后大量失血，血海空虚，气血不足，筋脉失养，血虚而生风。肝藏血，养筋骨，血虚内不养心肝，外不荣肢节，故见惊悸不安，肢体酸痛等症。周身疼痛，肢体酸楚、麻木、发凉、怕冷；头晕、目眩、心悸、失眠、口唇皖白、皮肤干燥无光泽。舌质淡红、苔少，脉细少无力。方中的党参、太子参、丹参、当归、阿胶、黄芪益气补血、活血通脉；太子参用于脾气虚弱，胃阴不足，食少体倦，口渴舌干；肺虚燥咳，咽干痰黏，气阴不足，心悸失眠，也是我们临床上的妙用；川牛膝、巴戟天、海桐皮、木瓜补肝益肾、祛风湿；夜交藤安神；加茯苓、白术、苍术、天麻共奏健脾利湿之功。

医案3：六味地黄汤加减治产后风湿痛

陈某某，女，35岁，经商，诸暨市人，2007年2月18日入院。

【主诉】产后腰膝四肢关节疼痛、手足心发热、经期疼痛约三年。

【病史】产后半年开始，腰酸、腰痛、腰僵、四肢关节疼痛。口干舌燥、间歇性手足心发热、经期疼痛加重。先在自己村赤脚医生处服用止痛片及中成药，症状缓解。后进一步加重，腰部僵硬更显，有时屈伸不利而来本院。

【检查】神清，面色略苍白，纳可，肤色正常，小便黄赤，舌质红，苔薄白，脉细弱。形体瘦小，腰及骶部叩痛、压痛。血红蛋白115g/L，血沉10mm/h，类风湿因子70IU/ml。腰骶部X线摄片及CT检查正常。

【治疗】证属:肾精亏虚,骨节失养。治宜:滋阴补肾,祛风通络。方用:六味地黄汤加减。

处方:生地30g、玄参20g、麦冬12g、补骨脂20g、菟丝子15g、巴戟天15g、川牛膝20g、秦艽15g、威灵仙15g、木瓜15g、当归20g、桑寄生15g。5剂水煎服,日一剂,早晚分服。

用中药泡的酒放在棉花上修剪,贴在疼痛关节,用电热烘干机热烤,至病人感觉温度适当为止,时间约十五分钟。多个关节都可以这样烤,烤后病人会感到身体温暖、温和,这就是应用中药温肾温阳的力量。每天二次,早晚各一次,连用一周。服药后腰部疼痛有明显好转,口干减轻,脉舌同前。继服中药10剂,手足心发热,经期痛更显。继前方去木瓜、当归加益母草、肉苁蓉、菟丝子、杜仲,10剂后自觉症状疼痛好转,后继服30剂,两年内未见反复。

【备注】面部浮肿加车前子12g、茯苓20g;尿赤黄加黄芩10g、金钱草15g、车前草10g;月经期加重的加补肾益气的肉苁蓉及促进宫缩的益母草。

【证析】产后全身骨节都张开,血脉流散,肾气不足,肾精亏虚,而出现腰酸痛等症。诊见腰痛绵绵,经期腰腹酸困,两膝酸软,足跟痛,四肢骨节疼痛,手足心热,口干舌燥,舌质淡胖,苔薄白,脉弱。证属肾精亏虚,骨节失养。治以补肾强腰,祛风散寒。方中的生地、玄参、麦冬有滋阴补肾、除湿温热,也有的人采了新鲜的大叶麦冬和小叶麦冬,用来滋润补肾,他们用量一般在30g左右。大叶麦冬和小叶麦冬的叶清软,用来治产后风;补骨脂、菟丝子、巴戟天、川牛膝有补肝益肾、填补精髓之功,髓填满了,肾补足了,人的阳气就升了,产后的脸色会转红润,人看上去精神爽,这就是我们所说的补肾;秦艽、威灵仙、木瓜、桑寄生祛风止痛,使疼痛减轻,风湿除去;当归补血活血,在产后风湿的人中,许多产妇都吃当归、三七、丹参来活血。

医案4:生化附子汤加减治产后风湿痛

黄某某,女,28岁,打工,浙江永康人,2004年7月15日入院。

【主诉】四肢关节处酸痛、肿胀、晨僵、压痛约三年。

【病史】患者在分娩时受风寒,四肢关节处疼痛、肿胀、晨僵,严重时步行困难,或痛无定处,昼轻夜重或肢体肿胀麻木重者,步履艰难。听说产后引起风湿,可用民间的中草药来治疗,服药后感觉好转,但不治本,停药后反复。自认为产后风湿无法治愈而不治,听说我院可治产后风湿,故来求诊。既往无类风湿及骨关节病。

【检查】神志清楚,五官端正,气管居中,心、肺、肝、脾检查均正常。四肢关节疼痛宛如锥刺，屈伸不利，舌淡，苔薄白，脉细缓；双侧手指关节肿、压痛、有酸楚感。血沉40mm/h、类风湿因子阳性、抗“O”205IU/ml、C反应蛋白35mg/L。

【治疗】证属：风寒湿邪，痹阻经络，脉络不通。治宜：养血祛风，除湿散寒，活血通络。方用：生化附子汤加减。

处方：当归20g、白芍20g、独活15g、威灵仙15g、仙灵脾15g、海桐皮15g、忍冬藤30g、泽泻15g、防已15g、薏苡仁30g、制附子12g、麻黄15g、巴戟天20g、杜仲15g。7剂水煎服，日一剂，早晚分服。

服药后关节肿胀、晨僵、怕风、怕冷及疼痛症状均减轻，但关节仍有肿痛，关节腔有点积液，抽液共5ml。中药如前10剂，服药后自觉病症明显好转，血沉35mm/h，类风湿因子152IU/ml，X光片未见有骨质增生和关节的退行性病变。又服中药20剂，关节肿痛好转，仍僵硬，但怕风、怕冷、麻木已基本消除，血沉15mm/h、类风湿因子阴性，停药后一年体检正常。

【备注】手足心发热加生地30g、玄参20g；发热加石膏20g、柴胡20g；咳嗽加桔梗20g、贝母15g；血沉持续不退加红豆杉20g、七叶一枝花15g、白花蛇舌草20g等。

【证析】妇女生产或产后，受风寒是一种常见的病症，是人体阳气受损，卫外不固，受风寒湿邪乘虚而入，开始时病症不明显，病程日久，外邪痹阻经络，而周身关节疼痛，遇寒加重。方中的当归、白芍活血化瘀、养血补血；独活、威灵仙、仙灵脾、海桐皮、忍冬藤、麻黄、巴戟天、杜仲祛风利湿，补肝益肾，在治时用补肾药是对路的，病人恢复了正常；泽泻、防已、薏苡仁除湿、泻火；湿邪除去，则关节肌肉脉络通畅。药后关节还有肿痛，就试行膝关节抽液术，经X光片也显示了该关节无退行性病变，无骨质增生，是产后风湿；制附子性温，回阳救逆，补火助阳，逐风寒湿邪，临床上可用于亡阳虚脱，肢冷脉微，阳痿，宫冷，心腹冷痛，虚寒吐泻，阴寒水肿，寒湿痹痛，也用在产后风，协同各药，达到治疗目的。

医案5：生化蒲黄汤加减治产后风湿痛

张某某，女，35岁，打工，东阳人，2004年12月15日入院。

【主诉】产后周身疼痛伴恶露约二月。

【病史】妊娠三个月到医院去做流产手术，刮宫未尽，迎风回家，下腹部胀痛，恶露不尽，全身酸痛。当时在当地卫生院治疗，用中西药疼痛加重恶露不断，腹部胀，闻我院能治即来。

【检查】面色苍白，五官端正，周身乏力。产后周身疼痛，按之更甚。小腹疼痛，恶露不下或下而不畅。血沉35mm/h，类风湿因子阳性，阴道刮宫有炎症，

Ⅳ度：镜下未见到阴道杆菌，除少量上皮细胞外主要是脓细胞与杂菌。B超检查：子宫大小正常。舌质紫黯或有瘀斑、苔薄，脉沉涩。

【治疗】证属：瘀血阻滞，脉络不通。治宜：活血化瘀，祛风止痛。方用：生化蒲黄汤加减。

处方：当归20g、川芎15g、桃仁12g、鸡血藤30g、红花12g、秦艽15g、防风15g、桂枝10g、延胡索20g、七叶一枝花15g、白花蛇舌草15g、黄芩12g、黄柏15g。5剂水煎服，日一剂，早晚分服。每天冲洗外阴，保持干燥、清洁。

服药后周身疼痛减轻，恶露减少，但酸痛未减，脉舌如前。在前方基础上加益母草20g、炒蒲黄15g，继服中药10剂。查血沉31mm/h，类风湿因子弱阳性，阴道刮宫有炎症，Ⅳ度：镜下仍未见到阴道杆菌，除少量上皮细胞外主要是脓细胞与杂菌。恶露未尽、周身疼痛，服中药20剂后基本好转，膝关节酸痛减轻。又服中药10剂，病症基本消除，次月25号来月经，以后经期都是正常的。

【备注】恶露臭、发热加知母15g、黄芩10g、石膏20g；流血不止加地榆15g、白茅根15g；小腹空坠者加党参、黄芪；瘀处化热、恶露臭积者加七叶一枝花、蒲公英、白花蛇舌草等。

【证析】产后恶露就是说产后持续20天后仍有淋漓不尽者称为恶露不绝，又称恶露未尽。按中医辨证论治应属于血瘀之证，产后胞经空虚，寒邪乘虚而入，与血相搏，瘀血内阻或胞衣残留，影响血行，致血不归经。虽怀孕三月流产，妇女产后，不仅失血，还可引起瘀血不去，留滞体内，加上感受外邪，郁而化瘀，导致脉络不通，不通则痛，而见身痛等症。瘀血阻滞经络，产后身痛，按之更甚，伴小腹疼痛，恶露不下或下而不畅，方中的当归、川芎、鸡血藤、红花活血化瘀，除去宫内瘀血，我们在看病中遇到的产后恶露是很少的，本例也是我们总结经验的好机会；秦艽、防风祛风除湿；七叶一枝花、白花蛇舌草、黄芩、黄柏在该方中清热解毒，是该方的主药，炎症清除，血沉下降，达到目的。桂枝通络，疏通妇女中的经脉；延胡索止痛化瘀。

医案6：温阳温涩汤加减治产后风冷痛

王某某，女，35岁，农民，金华人。2008年3月15日就诊。

【主诉】四肢关节冷痛、麻木、怕风、怕冷两年。

【病史】两年前产后身体还可以，后值气候变化，经期接触冷水开始出现手指关节疼痛、怕风、怕冷，肢体关节症状明显。经过各地治疗也无明显好转，自我感觉总是酸痛、冷痛，很像我们的产后风和寒性关节痛，无法用语言形容。康复治疗的同时也用中药治疗，自己感觉轻松一点，但有时也加重，其他检查都正常。

【检查】五官端正，面色无华，下颌淋巴结轻度肿大。手指关节胀，压痛，腰部叩痛。舌质淡红，苔薄白，脉沉细，经X线、彩超、CT检查均无异常。类风湿因子阳性，血沉23mm/h，血常规及其他化验均正常。

【治疗】证属：寒邪入侵，流注关节。治宜：温经散寒，扶正祛邪，通经活络。方用：温阳温涩汤加减。

处方：麻黄10g、黄芪30g、丹参20g、当归15g、川芎10g、红花10g、地龙12g、桂枝10g、葛根20g、细辛10g、秦艽15g、杜仲12g、桑寄生20g、菟丝子15g、巴戟天15g。10剂水煎服，日一剂，早晚分服。

配用：穿山甲5g，碾成细粉，一日一次，六味地黄丸8g，一天一次。新维生素B_1、维生素B_6各两片，一天三次。水蛭研粉，每次2g，一日一次。

服中药后病人怕风、怕冷、关节酸疼有所好转。继服中药十剂，病情缓解，血沉15mm/h、类风湿因子弱阳性，其他化验指标及脉象如前。加黄芪50g、川芎15g、红花12g，继服前方30剂，病人要求间断服药。随着天气转暖，病情减轻，达到治疗目的。一年后复查自觉症状基本消失，类风湿因子和血沉指标正常。

【备注】头痛、头胀、怕冷者加白芷、藁本；腰痛者加狗脊、杜仲、桑寄生；体虚者加党参、黄芪；瘀重者加川芎；胃纳欠佳，不思饮食者加山楂、麦谷芽、苍术。

【证析】虚者，是营卫、气血、津液，精髓之不足；瘀者，乃聚湿、酿痰、浊脂、血瘀之类，阻塞脉络，血充脑部所致。它们之间可以相互影响，同时为患。按临床实践，湿痰郁热，热盛生风，风痰阻络，气逆血莞，招致类中、偏枯之证。或因素体虚乏，或戕乏过甚，或阴精亏虚，精血同源，血少则产妇失濡养，精亏则髓海不足，轻则脑转耳鸣、重则昏冒眴仆、关节疼痛、怕风怕冷、肢体酸冷、瘖阙风痱。或因气虚不能运血，气不能行，血不能荣，气血瘀滞，脉络痹阻，引起肢体寒冷、酸痛、怕风，很像产后风。方中的黄芪、丹参、当归、川芎、红花、地龙、桂枝，首先先通血通脉，不通则痛，痛的更严重，也是我们的主要方法；穿山甲、麻黄、杜仲、桑寄生、菟丝子、巴戟天补肾补阳，会使肢体感觉暖和一些，也就是像穿山甲、麻黄有壮阳温阳的作用；葛根、细辛、秦艽其他药能祛风湿、止痛，而达到我们的治疗目的。

第八节 产后自汗

一、概述

产后自汗的病因是素体虚弱，产时伤血，气随血耗，卫阳不固，腠理不实所致。汗为心液，营为汗液的物质基础，营卫失调，汗液外溢不止，遂成自汗。主要症状是:汗出较多,不能自止,动则加剧,时或恶风,面色苍白,气短懒言,语声低怯,倦怠无力。不同于发热、中暑之出汗。日久失治者,因汗出过多,阴液损伤,风邪走络,使经水断绝,阳气外溢,阴液不固而传变为痉证、干血痨或亡阳证。

二、诊断

根据患者平素体质情况,有无结核、贫血等慢性病史。以产后出汗量过多和持续时间长为特点。产后自汗者,白昼汗多,动则益甚;产后盗汗者,寐中汗出,醒后即止。

三、医案

医案1:当归黄芪汤加减治产后自汗

方某某,女,35岁,农民,安徽黄山市人,2012年6月10日初诊。

【主诉】产后自汗,心慌乏力,汗出淋漓45天。

【病史】产后四十五天来,患者自汗,心慌乏力,汗出淋漓,衣褥尽湿;四肢关节及腰背酸痛,手不能持物。到黄山市中医院治疗未见好转。

【检查】全身皮肤黏膜未见苍白及黄染,面部无浮肿,胸廓对称,两肺呼吸音清,未闻及干湿性啰音;心律齐,无杂音,腹部平坦,未见胃肠型及蠕动波,全腹软,无压痛、反跳痛,腰酸腿软。舌淡苔薄,脉细无力。血沉20mm/h,类风湿因子155IU/ml、抗"O":218IU/ml。妇科检查基本正常。

【治疗】证属:气虚血弱,肾元亏虚。治宜:益气养血,固肾壮腰,止汗止痛。方用:当归黄芪汤合玉屏风散加减。

处方:太子参15g、生黄芪30g、防风15g、白术20g、当归20g、炒白芍15g、熟地30g、碧桃干30g、桂枝15g、桑枝15g、杜仲12g、鸡血藤20g、怀牛膝20g、川断15g、狗脊30g。5剂水煎服,每日一剂,早晚分服。

服用上述中药后,汗出比以前减少,腰部还痛,两肺曾有干咳,痰量明显减少,继服前方中药5剂,减杜仲、怀牛膝,加浮小麦、糯稻根、龙骨、牡蛎。服了该中药后明显汗止,咳嗽及心慌乏力等症状基本消失。血沉15mm/h,类风湿因子150IU/ml、抗O:180IU/ml,妇科检查基本正常。后来又服了中药大约7剂。

【备注】汗出过多者加麻黄根;咽干者加玉竹、石斛、芦根;心胸烦热,加白薇、栀子;身寒肢冷者加熟附子、干姜。

【证析】患者为年轻女性,产后伤血,血虚则气无所依。血为阴,气为阳,阳加于阴,故令汗出,阴亏则阳越于外,所以汗出不止。腰为肾之府,全身经络都要通过腰部，产后损伤肾气，肾气虚弱，则表现腰酸腿软；再加上产后没有很好休息即干活，客气乘之，气虚不能卫外，故自汗而浑身疼痛。在临床中常可用当归黄芪汤合玉屏风散。方中的当归、黄芪、白芍补气以生血，加桂枝、桑枝、牛膝、鸡血藤通经脉活血络止痛；桂枝配白芍又可和营解表，一药可二用，朱丹溪的玉屏风散加味，又包含黄芪桂枝五物汤、桂枝汤之意，可谓方中有方，法中有法。其病浅而正未伤，药到而病除，且不留余邪；杜仲、川断、狗脊补肝肾、壮腰膝；太子参合黄芪、白术、防风加强益气固表止汗之力，当归、白芍、熟地养血补血以复其根本，白芍兼能敛阴止汗，碧桃干、浮小麦、糯稻根、龙骨、牡蛎敛汗；故服药后自汗即止，服完余药后腰酸背痛而愈。

医案2：养血固表汤加减治产后自汗

陈某某，女，25岁，工人，广东肇庆市人，2014年6月4日初诊。

【主诉】产后自汗，胸闷头眩，肢节酸楚，夜寐不安一周。

【病史】产后第二十五天，恶露未净，自汗，睡不能安，乳水缺少，头眩神疲，心慌乏力，汗出淋漓，衣褥尽湿，四肢关节及腰背酸痛，手不能持物。参加劳动后出汗比以前更多，天气炎热更是如此，用过各种中药及西药未见好转。

【检查】全身皮肤黏膜未见苍白及黄染，面部无浮肿，胸廓对称，两肺呼吸音清，未闻及干湿性啰音；心律齐，无杂音，腹部平坦，未见胃肠型及蠕动波，全腹软，无压痛、反跳痛。尿常规提示白细胞（++）、红细胞（+）、尿微量蛋白正常。血沉21mm/h，类风湿因子70IU/ml、抗“O”：150IU/ml，CRP：3.15mg/L。脉象虚细，舌质绛，苔薄。

【治疗】证属：新产伤血，阴虚阳越。治宜：养血固表，益气养血，固肾壮腰。方用养血固表汤加减。

处方：炒当归20g、黄芪30g、五味子15g、炒阿胶10g、白术20g、白芍20g、枸杞子15g、陈皮15g、通草10g、浮小麦10g、糯稻根15g，5剂水煎服，每日一剂，早晚分服。

配用：水蛭粉2g，每天一次；首乌粉2g，每天一次；黄芪生脉饮，一天二次，一次一支。

服药后自汗减轻，恶露亦止，夜寐尚安，刻有胸脘不宽，腰膝酸软。治宜补气益血，调和阴阳。处方：党参20g、黄芪30g、远志肉15g、麦冬12g、炒当归20g、熟地30g（砂仁3g拌）、嫩桑枝15g、木瓜15g、白芍20g、通草15g、炙甘草10g。吃水蛭粉和首乌粉后大便次数增多后就停用。服药后上述症状均正常，ESR：18mm/h，RF：100IU/ml，抗“O”：180IU/ml，CRP：3mg/L。为巩固治疗，继服前方中药5剂。

【备注】气虚甚者加党参、白术；阳虚者加附子；咽干者加玉竹、石斛、芦根；心胸烦热者加白薇、栀子。

【证析】在天气炎热、穿衣过厚、饮用热汤、情绪激动、劳动奔走等情况下，出汗量增加，此属正常现象。外感病邪在表时，出汗又是祛邪的一个途径，需要发汗解表。产后伤血，血虚则气无所依。血为阴，气为阳，阳加于阴，故令汗出，阴亏则阳越于外，所以汗出不止。腰为肾之府，全身经络都要通过腰部，产后损伤肾气，肾气虚弱，则表现腰酸腿软；方中当归、黄芪、枸杞子补气以生血；桑枝通经脉、活血络、止痛；黄芪、白术益气固表止汗；当归、白芍、熟地养血补血以复其根本，白芍兼能敛阴止汗；麦冬、五味子养阴敛汗；浮小麦、糯稻根固涩敛汗；远志肉安神；木瓜性温、味酸，具有消食，驱虫，清热，祛风的功效，治乳汁不通，胃痛，消化不良，肺热干咳等病症。经过两方治疗，症状好转。故可用养血固表汤来治疗自汗证。

第九节 杂 病

医案1：风湿五号方加减治妇女类风湿

叶某某，女，36岁，农民，浙江宁波人，2015年6月9日初诊。

【主诉】反复全身多关节肿痛8年余。

【病史】8年前无诱因出现下肢足趾关节肿胀，疼痛，行走劳累时关节肿痛明显。几日后关节肿痛游走于上肢手指关节。多年来关节肿痛与天气变化相关，手指在晨起多关节僵硬伴活动不利，平素略有怕风怕冷。诊断为"类风湿关节炎"。曾口服"白芍总苷胶囊""甲氨蝶呤""雷公藤片""来氟米特片""双氯芬酸钠缓释胶囊""硫酸羟氯喹"等药物。未生育。

【检查】五官端正，气管居中，甲状腺无肿大，肝脾无肿大。手指、足趾关节、肩关节肿痛。舌淡苔白，口略干，脉微沉细，胃纳尚可。

【诊断】西医诊断：类风湿关节炎。

【治疗】治宜：祛风止痛、清热解毒、滋阴泻火。方用风湿五号方加减。

处方：青藤根30g、闹羊花根15g、云实根30g、雷公藤根15g、桂枝15g、防己15g、桑寄生20g、威灵仙20g、仙灵脾15g、泽泻20g、川牛膝20g、黄芪30g、天荞麦20g、知母15g、独活15g、黄芩15g、木瓜15g、延胡索20g、白花蛇舌草15g、七叶一枝花15g。五剂水煎服，每日一剂，早晚分服。

配用：水蛭、首乌研粉2g，每天一次。金乌骨痛胶囊2粒，一天三次。

服药后关节疼痛、肿胀好转，晨僵有些减轻，持续时间慢慢减少。又连续服中药20剂，连用水蛭粉、首乌粉、金乌骨痛胶囊，一天一次。激素逐步减量。病人自己感觉到用药后关节不断好转。查ESR: 29mm/h, UA: 368μmol/L，肝功能正常。有时胃不舒服加鸡内金，山楂。去白花蛇舌草，加川芎15g、当归20g、红花15g，这也是为了调经。在我院住院服中药50剂，6月29日来经正常。经观察，病人没有异常反应，关节肿痛基本消除。

【备注】晨僵、持续时间在一小时以上者加赤芍、当归、红花; 口舌干燥、咽干者可加玉竹、玄参、麦冬滋阴。

【证析】病人在8年前关节疼痛、肿胀，僵硬，晨僵，持续的时间一小时以上，听说激素还可以，每天用泼尼松3粒，后逐步减量到1粒，连用了六七年，人体在激素的治疗下慢慢的发胖。病人婚后至今未生育。到上海、杭州治疗均不见好转。在我院治疗时逐步减激素用量。病人停经已半年，后来经过服用中药后月经来潮，每月一次，月经色比较黑。方中的青藤根、闹羊花根、云实根及雷公藤根是我院治疗风湿病的常用药，有清热解毒、抗炎镇痛的作用; 桂枝疏通瘀阻的经络; 防己、桑寄生、威灵仙、仙灵脾、川牛膝有祛风利湿的作用; 黄芪有益气固本，使腠理更加紧凑，使病邪不能入侵; 天荞麦、知母、白花蛇舌草、七叶一枝花有清热解毒，滋阴泻火的作用。该药一连用了两个月，关节肿痛已基本消除，激素减至一天半粒。

医案2：黄芪附子方加减治寒冷酸痛症

黄某某，女，42岁，农民，浙江省浦江县黄宅镇人，2015年7月19日初诊。

【主诉】怕风、怕雨、怕冷，关节疼痛7月余。

【病史】去年12月份在家里打扫卫生，手指破皮以后手指关节疼痛，后肘关节、肩关节逐步疼痛，全身怕风怕冷、怕雨，晚上睡觉时需要穿棉袄。八九天才洗一次澡。曾到杭州、黄宅医院治疗服用中西药未见好转，育有两个子女。

【检查】全身皮肤有发冷感觉，手指寒冷不舒，五官端正，气管居中，甲状腺无肿大，肝脾触诊无殊。晚上睡觉穿棉衣裤，ESR: 15mm/h，RF: 7IU/ml、抗"O": 125IU/ml，CRP: 0.5mg/L。舌苔白，偏黄、干。

【治疗】治宜: 温阳温热，除风寒湿。方用黄芪附子方加减。

处方: 黄芪30g、丹参20g、当归20g、川芎15g、桂枝15g、葛根20g、红花12g、细辛10g、秦艽20g、防风15g、地龙12g、桑寄生20g、独活15g、黄芩15g、木瓜15g、延胡索20g、七叶一枝花15g、柴胡15g、制附子15g、麻黄15g、干姜10g。10剂水煎服，每日一剂，早晚分服。

配用: 水蛭研粉2g、首乌研粉2g，每天一次。乌灵胶囊2粒，一天三次。

服了中药后关节四肢怕风怕冷好转，但病人感觉到胃纳欠佳，偶有恶心。10剂药后去独活、柴胡，加地龙15g、红花15g、天麻10g、麻黄18g、附子18g、山楂20g、鸡内金20g，又服中药20天。加大水蛭研粉4g、首乌研粉4g，每天一次。服中药三天后病人感觉到有点温热，不怕风不怕雨，酸痛感觉明显好转。继服前方中药20剂，症状有明显好转。平时服一些补肾温阳的中药。

【备注】晨僵、僵硬变形者加赤芍、当归、红花；口苦、口干、咽干可加玉竹、玄参、麦冬滋阴。

【证析】在临床当中怕风怕冷，冷气冷风吹来不舒服，肢体关节无红肿，血液化验基本正常，这样的情况还是比较多的，按照我们中医的理论这是一个寒痹，有些人症状比较明显，天气热的时候自己感觉更是如此，即使天气热，病人还是戴帽子，穿棉袄，脉沉细，血压比较低。以前王兆铭教授也讲过该病，说是风湿寒痛病，实际上这也不一定真实，在临床当中我们也在不断的接触，不断的实践。方中的黄芪、丹参、当归、川芎、红花、地龙、桂枝有补血、活血、通络、通脉，促使和改善血液循环，使脉络通畅，血脉通了，关节肌肉、怕风怕冷也好了；葛根有解表退热，生津，透疹，升阳止泻的功效；细辛、独活、木瓜、延胡索有止痛作用；秦艽、防风、桑寄生、黄芩可清热燥湿，泻火解毒；麻黄、水蛭、制附子、干姜温热助阳，服药后使病人感觉到肢体暖和起来。

从赤脚医生到主任医师

——行医43年的回顾

我出生在上溪镇的一个小山村，我的小爷爷和我的外公都是挑着箩筐卖草药的。我在小的时候就把他们说的话记录下来。在收种的时候，有人损伤来找药，小爷爷总是毫不顾忌地把自己的中草药分给人家。我们到上山村外公家拜年，我的外公也做各种各样的善事。他有的时候也挑着中草药，担到村里面去卖，听说哪种好就购入哪一种，我把这些所听所见都收藏起来。他们卖草药的想法和应用过程，对我来说是一种大的影响和启发。妈妈在病重期间，因家里困难没有照顾好她，我就和妈妈说："长大一定要当医生，为人民服务。"

14岁那年村里就把我推荐为赤脚医生，在父亲的带领下上了赤脚医生学习班。回来后就当村里面的赤脚医生，治病救人。虽然村子小，只有200人，但应用当地的中草药也不轻松，只能在自家自留地和赤脚医生园地种植中草药，种植中草药品种100多种。每当老百姓生病，需要中草药的时候我就把中药送给他们，用中药试试看。我也经常和老药农上山采药，不怕苦不怕累，打预防针我是全市第一。后被评为金华市全市唯一的优秀赤脚医生代表。在卫生局局长带领下到金华开表彰大会，当时我才16岁，参加这样的会议心情真是无比激动，这也是我人生中最早的一页。同年我被推荐上金华卫校的医师班，一共读了2年。

中专毕业后分配到溪华卫生院工作，那时我才18岁。医院开设内、外、儿、妇科，后感到行医之难，必须要在短时间内闯出一片新天地。当年医院总收入只有两万八千元，也感觉到医院的困难，甚至无法生存，连工资都发不出来，使我们这些医生感到压力很大。之后我到县人民医院进修五官科、口腔科，回来以后就在本院开设了口腔科和五官科。当时每天有二三十个病人，但跟其他医院比起来还是比较少的，也不能保住我们溪华医院这块应有的牌子。

刚开始治中风的病人包括我奶奶、二妈还有我的爸爸，到我手里经过一个星期治疗都痊愈了，这中药这么灵，也是我探究不放松的结果。后来治疗类风湿关节炎、风湿性关节炎、强直性脊柱炎、风湿寒性关节痛等关节病，把风湿病的起因和它的病症都看得比较清楚，也记得比较扎实。来看病的人是很多的，一天就有18人，病人来时也只是抱着试试看的心理，经我的精心治疗都康复了，也就这样传开了，相信我贝新法有看风湿的医技，药很便宜，服务态度良好，这也就成了我贝新法的特征。不瞒大家说，除了天天看病，我还在空余时间上山找中草药，衣服也都这样刮破，成为一个贫穷的医生。

在溪华卫生院工作时，我是比较贫穷、比较艰苦的，要一点抗生素都困难，也很难找。有的时候我要看病也只能用中草药。看病天天都是起早贪黑，也顾不上休息。记得有位患者楼林根到我院就诊，到下午3点多才排到，腰椎疼痛，步行困难，屈伸不利，已经有1年多无法转身，生活十分困难，我看过后诊断为强直性脊柱炎，但也不是十分清楚。我就给他用了中药，以清热解毒的方法为主，即我们民间的青藤根等四味药，服药后疼痛减轻，但始终达不到治疗目的。经过一个多月治疗后病人能够走路。1984年义乌市人大代表开会，他又来了，经义乌市人民医院拍片诊断为肺结核，要求他交住院费1000块。这时候他又跟我说："贝新法，真是没有办法，我已经躺了13个月了，活动又不灵活，家里十分困难，哪里行呢？"我说："你相信我，我一定会给你看好，一定帮助你。"就这样回院后用中药，后来我给他开刀，切开后看见淡黄色的液体约50ml，我就坚持每天给他换药。经过1个月的治疗，病人终于康复了，他真像是感激父母亲一样感激我。

用中医、中草药、新医整骨疗法等治疗关节疼痛、腰肌劳损。治疗过程中有很多风湿类病人来院治疗，经治疗后收到了比较好的效果。采用西医的诊断及中医痹病诊断标准，以中医辨证论治为主题，采集当地新鲜中草药用于风湿类病人。有些疗效好的就把该处方收集，把不好的去掉。经过近10年的努力，来院诊治病人很多，多的时候一天要挂151个号，从早上开始到下午，甚至晚上九点多才下班，得到了广大病人对我的信任。1988年医院职工有18名，年收入在90多万元，成为有名的风湿病医院，义乌市人民政府下文把溪华卫生院更名为"溪华风湿病医院"。1989年参加了王兆铭、白人饶在天津举办的风湿病讲习班，每次专家会议都叫我做专题发言。后来在张凤山、吴启富的指导下学到了不少东西。

1990年我们总结了前10年的治疗经验，得出"新法风湿5号"处方。我也一直在思考，我能鉴定吗？我认认真真地到病房里面把病人的记录全部铺开，把100例类风湿关节炎病人的X线照片、类风湿因子照片，还有病人治疗前、治疗后的照片记录下来，省科技厅和金华市科技局就组织11名专家在金华进行鉴定。专家一致认为：该方剂在治疗类风湿关节炎领域为"国内先进水平，疗效可靠，毒副作用小，与其他同类药相比毒性较小。"为了证实科技成果，1年后金华市科技局和金华市医科所专门组织11名专家，随机抽查100例，从义乌、诸暨、萧山用两天的时间查找20例病人，其中14例类风湿病人痊愈，有的到田里面，有的在做饭，所有的资料都用电视拍下来，该方案获得了金华市、义乌市科技进步二等奖。

1992年11月我被调入上溪镇卫生院任院长，该院也随之更名为“义乌上溪风湿病医院”。在1993年成立了“义乌市新法风湿病研究所”，从此我就认为自己既然搞风湿病就要矢志不渝，努力创新，刻苦学习，努力钻研，成为有用的人才，得到了同行的认可和大家的公认。我被评为“市突出贡献人才一等奖”和“市拔尖人才”。后又总结出协定“风湿处方1~6号”等方剂。同时在关节局部采取中草药外敷，用新法风湿贴及一些新鲜的中草药外敷。并汲取西医学的精华，对关节腔有积液的进行抽取并冲洗关节腔。本院有制剂“新法通络胶囊”“新法首乌胶囊”“新法温补酒”“新法风湿贴”这些制剂的产生，协同治疗风湿病取得了明显的疗效。知名度越来越大，全国有20多个省市的病人来求医，至今我们病历记载已经有65万左右。在中西医结合风湿类疾病专业委员会里有一定的知名度，每次开学术会议，我都有一个小专题去演讲。

1994年我离开了上溪镇卫生院，在上溪镇云溪路38号开设了中医诊所。从那个时候开始，我就感觉到自己必须要更努力地创新提高。回家后我决心要把风湿病书写好，这也是我贝新法的意志和决心。后来我就在病房里待了3个多月，白天都是门诊，应付社会上的事情，晚上才有时间写书。第一本《风湿四病的中西医治疗》在1994年完成，经过风湿类专业委员会专家看了以后，都认为不错。王兆铭在大会上也讲了我写的专著是重要科技成果。而后我也就不停地写，用了4年时间写出了风湿病专著4本，计100多万字。这些书的出版使我的学术提升了一个档次，也上升了一个层次。1996年开始创办“金华市新法风湿病研究所”，1998年成立“义乌市新法中医诊所”，后创办了义乌新法风湿病医院。

1998年我的这些书出版以后邀请了省科技厅的专家来抽查《风湿四病的中西医治疗》《有毒中草药的鉴别与中毒救治》，专家也都认为这些书在国内同类书中领先。在省科技厅的帮助下组织了鉴定，都认为这些书处于国内先进水平，在同类书中还没有见过。这两本书在科技局评审的时候获得一致认可，被评为省科技进步奖、省卫生厅科技进步三等奖。

2000年我又在原来1~6号方剂的基础上进一步提升、浓缩、论证，提出新法风湿病的3个处方。以上三方是常见治疗风湿病的基础方，在临床实践中根据个体差异，及病症的变化、脉象和舌苔的表现随症加减。经过近30年的应用，

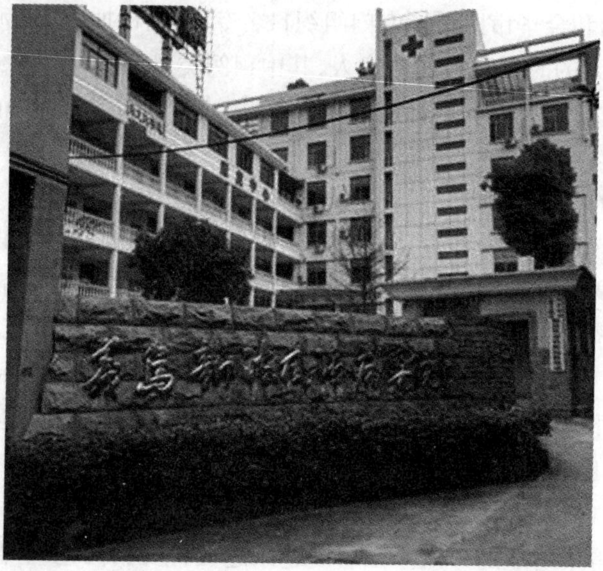

无明显毒性及副作用，且疗效显著。这三个基本方的形成有利于风湿病的诊断和治疗，临床观察，总结提高，深化科研，方便群众。现把各类方作为说明，如何实施，辨证论治。

2002年应爱尔兰卫生部的邀请，我到爱尔兰咨询门诊1个月。2002年成为中国中西医结合风湿类疾病专业委员会委员、常委。2003年由浙江省中医药管理局推荐到香港中医院开设门诊，2006年应美国卫生部的邀请一起到美国参加中医风湿病会议，2006年9月在义乌市召开了第六届中西医结合风湿病会议。在这过程中始终努力学习、总结经验、认真提高，要做一个真真实实的风湿病医生。2010年被升为主任医师、研究员，和吴老师一起到英国、法国等地交流学习。2014年又到北京人民大会堂参加科学家论坛。即使作为一名主任中医师，也要不断努力，不断创新，随着社会的发展不断改革中医。

后　记

中医学对妇女疾病的防治及妇科专科的设置有着悠久的历史和丰富的经验，对中华民族的繁衍做出过很大的贡献。两千多年前的医著《黄帝内经》中即有妇女解剖、生理、诊断、以及妇科病等的描述。王冰，号启玄子，曾任唐代太仆令，年轻时笃好养生之术，留心医学。经过迁移补缺、阐明奥义、删繁存要以及前后调整篇卷等整理研究工作，终著成《补注黄帝内经素问》二十四卷，共八十一篇，为整理保存古医籍作出了突出的贡献。

晋代名医王叔和著有《脉经》，其中第九卷专门阐述有关妇产科疾病的脉象和辨证施治。如近现代的张锡纯的比较重视调理补肾和活血祛瘀，还有他的寿胎丸、安冲汤是比较多的。如唐容川在《血证论》中论述了经血、崩带、瘀血、蓄血、产血、经闭、胎气、抱儿痨等。他认为："血所以运行周身者，赖冲、任、带三脉以管领之也，而血海胞中，又血所转输归宿之所，肝则司主血海，冲、任、带三脉又肝所属，故补血者，以补肝为要。"学习医古文，看他的书会有一种感受，这些人写的书像故事一样，经验丰富。

张山雷著有《沈氏女科辑要》，该书以沈尧封的《女科辑要》为基础，结合自己的经验以引申其义，为之笺正。体例除原文外，有王孟英的按语，张氏的注释、验案等。强调辨证施治，反对固执。他说："相体裁衣，本是医家真谛。"对方药的使用有独到见解。如不赞同用胶艾汤、奇效四物汤以治血崩，认为当归"其气最雄，走而不守，苟其阴不涵阳而失血，则辛温助动，实为大禁。"反对"当归补血，归其所归"之空谈。我这几年也写了《张山雷医史事迹拾遗》、《兰溪中医专门学校拾遗》，写了张山雷在兰溪办学校的经过，办了18期，培养一些中青年的医学人士，也为兰溪医学史做了一点事。我在想张山雷虽然是办学校，但他在医学方面写了这么多书，看看他的手抄本、印的书都是我们学习的榜样。张山雷末代徒弟前年还活着，还很健康。

《中医妇科学》的书是罗元恺主编的，是高等医学院校的教材，由上海科学技术出版社出版。在该书中有月经病22章，带下病、妊娠病15章，产后病11章，妇科杂病7章。他也写了妇科有五十几种疾病，学生读了以后都能看到，也都能学到这些知识。虽然我们也很想写这个书，但是即使有四十年的工作经验，仍然很难总结出医案，只能写到三十五章左右，有些是想写写不出来，有些是虽有材料但没有实际东西，所以很困难。该《中医妇女病治疗心法》很快和读者见面，自学的人要有信心，争取做一个有用的人，事业上有发展的人。

《风湿病中医治疗心法》一书2013年2月由人民卫生出版社出版，在两年左右已经印了十次，有这么多人买真是难能可贵，也是大家都想象不到的。去年8月份在贵州开会，大家都说该书有一定的意义，这么多人要就说明这书在社会上有一定的地位，为金华、义乌争光。人民卫生出版社2015年7月又出版了我的《中医杂病治疗心法》，让自学中医的人学好中医，为中医治病作出一点努力。让传统中医为我们群众、老百姓多出一点力，不要说中医没有用，我们要真实的认识中医。

药物用法是指给药的方法，用量是指一次或多次给药的剂量，不同的制剂有不同的用药方法。中药用量方面，比如说：川芎小剂量可使子宫收缩加强，大剂量反而麻痹子宫。川芎用治外感头痛，用量宜轻，最多不超过4g；高血压肝阳头痛，用量宜重用9~12g；风湿病关节炎、脑梗死、痛风等一般用到15~18g；瘀血头痛，宜重剂量，一般可达到30~40g；川芎是治疗头痛之要药。前人有谓“头痛必用川芎”。然头痛一证，病因殊多，川芎性味辛温，功能活血行气、祛风止痛，以治疗血瘀头痛。用血府逐瘀汤治疗血瘀头痛，常重用川芎15~30g。清陈士铎《百病辨证录》中散偏汤治偏头痛，疗效明显，方中亦重用川芎，用量达30g之多，若减少川芎的用量，则疗效不佳。若用川芎治高血压头痛时，亦应大剂量使用，可用10~15g。无论高血压或低血压所引起的头痛，只要是血中有滞，放胆使用川芎，不但止痛效果良好，同时对血压也有相应的调节作用。这就是说用了中药根据不同的情况来，人与人的差异，医生应根据个体情况斟酌用药的量。

我是1973年9月开始学赤脚医生，用中药治疗。比如说：青藤根一般用50~100g，有的是煎汤服，在中药大字典里不会把青藤根用的这么大。也比如说：苎麻治疗流产，在农村比较常用，每次都用到50~100g，这样才能够达到目的。这也是草药的用量，用了这个量后血药浓度才会高，效果才好。以前古医书中的剂量都是传承的，这就是说以前的医生用多少，现在的医生也用多少，不增加药量，也就是为了安全。当归功能补血活血，适用于血虚血瘀诸证，然而当归在复方中，小剂量应用则补血，大剂量应用则活血。如当归补血汤即由黄芪30g，当归6g组成，后世在应用补血的总方四物汤时，当归用量也不超过10g；归脾汤、八珍汤中，当归的用量仅3g。而具有清热解毒、活血止痛作用，治疗脱疽的四妙勇安汤，当归的用量竟达60g，主要是取其活血止痛；治妇女产后瘀血内阻的恶露不行、小腹疼痛的生化汤，当归的用量为24g，也取其活血止痛、祛瘀生新的作用。再如治妇人胎前产后气郁血瘀诸疾的佛手散，当归用二至三两者。用量根据男女不同，用量也不一样，要说的还有很多。

在医书中，有的药用到几克，有些只用七到十克，少的只用一克左右，这就是传承老中医用的剂量。我是这么想的，不管怎么样药量一定要用够，如果药量达不到治病的要求，病也就看不好，只能表面应付一下，达不到治疗目的。只要我们药量用的正确，达到人体的血药浓度，把身上的病毒去除了，病也就好了。但也不能偏大剂量，用大以后有些要产生副作用甚至中毒，给病人造成不必要的影响。有些中药、中草药只要药量用的对就能达到目的。最近我们写的书，药量都比较大，也比较实际，病人看了是比较喜欢，不像有的人抄前人的方，剂量是很少的，不符合现在用的量。

《中医妇科病治疗心法》是我多年想写的书，在学校毕业后遇到些妇科病。我中专刚毕业初次接触这些病人还有些不了解，经过这么多年，妇女的生活、生理、临床的变化，现在已逐渐了解。写这本书是我多年的愿望。就像我写风湿病的书一样，把多年的治病经验写出来变成书，让大家看看，最终成为了风湿病专家，成为了主任医师，浙江省风湿病学会副主任委员、金华市风湿病学会主任委员。所以不管有多少困难，也要把书写完。有不足之处，请多联系：13705792667。

贝新法

2016年5月